Dʳ Louis DE RIBIER

DE L'UNIVERSITÉ DE PARIS
MÉDAILLE DE BRONZE DE L'ACADÉMIE DE MÉDECINE, 1900
ANCIEN EXTERNE DES HOPITAUX DE PARIS
LAURÉAT DE L'ASSISTANCE PUBLIQUE (MÉD. DE BRONZE)
MÉDECIN CONSULTANT A CHATEL-GUYON

YDES

SON HISTOIRE — SES EAUX MINÉRALES

ESSAI SUR LEUR ACTION

DANS

LE TRAITEMENT DE L'OBÈSITÉ

C'est une ennuyeuse maladie que de conserver
sa santé par un trop grand régime.
(LA ROCHEFOUCAULD. *Maxime CCXCVIII*).

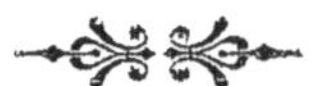

PARIS

Jules ROUSSET

36, RUE SERPENTE

—

1901

YDES

SON HISTOIRE, SES EAUX MINÉRALES

DU MÊME AUTEUR :

I. — Un Diplomate Auvergnat sous Louis XIV. — Pièrre Chanut.

Aurillac, 1900. Imp. Bancharel.

II. — La Commanderie de Rosson.

Aurillac, 1901. Imp. Bancharel.

III. — Charlus-Champagnac et ses Seigneurs.

Riom. — Imp. Ulysse Jouvet (sous presse).

Dr Louis DE RIBIER

DE L'UNIVERSITÉ DE PARIS
MÉDAILLE DE BRONZE DE L'ACADÉMIE DE MÉDECINE, 1900
ANCIEN EXTERNE DES HOPITAUX DE PARIS
LAURÉAT DE L'ASSISTANCE PUBLIQUE (MÉD. DE BRONZE)
MÉDECIN CONSULTANT A CHATEL-GUYON

YDES

SON HISTOIRE — SES EAUX MINÉRALES

ESSAI SUR LEUR ACTION

DANS

LE TRAITEMENT DE L'OBÉSITÉ

C'est une ennuyeuse maladie que de conserver
sa santé par un trop grand régime.
(LA ROCHEFOUCAULD. *Maxime CCXCVIII*).

PARIS

Jules ROUSSET

36, RUE SERPENTE

1901

Ouvrage ayant Obtenu
La Mention « TRÈS BIEN »
De la Faculté de Médecine
de Paris.

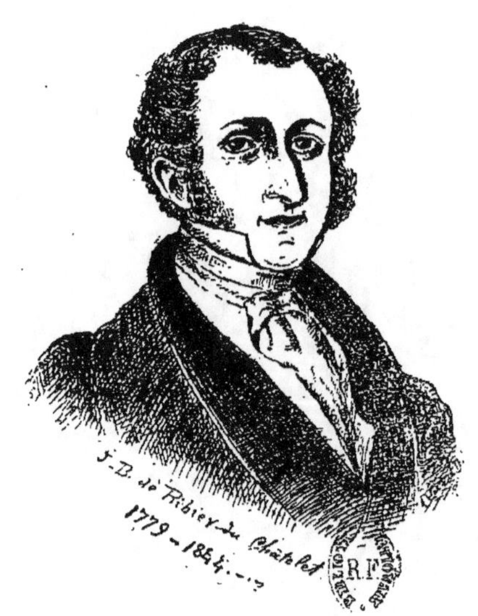

J.-B. de Ribier du Châtelet
1779 — 1854

A LA MÉMOIRE DE

MONSIEUR DE RIBIER DU CHATELET

Qui, le premier, a fait connaître la source d'Ydes

A MON PÈRE ET A MA MÈRE

Témoignage d'affection et de reconnaissance.

A LA MÉMOIRE DE MON FRÈRE RAOUL

A MA TANTE MADAME DE LAVEYRIE

A MON ONCLE MONSIEUR OSCAR DE RIBIER

A MONSIEUR LE DOCTEUR COURTAIX

mon meilleur ami

MEIS ETAMICIS

MONSIEUR LE PROFESSEUR BRISSAUD

Professeur de Pathologie interne
Médecin à l'Hôtel-Dieu
Chevalier de la Légion d'honneur

PRÉFACE

———

Au moment de terminer mes études médicales, c'est un agréable devoir pour moi que de remercier les maîtres qui ont bien voulu m'apprendre ce que je sais de l'art difficile de guérir.

M. le Dr LESAGE tient une place à part dans mes respectueux souvenirs, c'est lui qui m'a initié à l'étude de la médecine ; il a bien voulu m'accepter ensuite comme externe à Cochin et n'a cessé depuis de me prodiguer des marques de sa bonté, j'en suis vivement touché.

Que M. le Dr CAMPENON daigne bien recevoir l'hommage de ma profonde gratitude pour l'affabilité avec laquelle il a dirigé le début de mes études chirurgicales et la bienveillance qu'il m'a toujours témoignée. L'année passée dans son service à la Charité marquera parmi les meilleures de ma vie d'étudiant.

Je prie M. le Dr REGNIER, *chef du service d'électrothérapie de la Charité*, qui pendant mon externat dans son service m'a suggéré l'idée de cette thèse, d'accepter tous mes remerciements.

Je remercie, tout particulièrement aussi, M. le Dr ALBERT ROBIN, de l'Académie de Médecine, pour son précieux concours et son extrême amabilité.

Que MM. les Drs JOSIAS, COURTOIS-SUFFIT et WALTER, dont j'ai eu l'honneur d'être l'externe, acceptent l'hommage de ma reconnaissance.

Je suis également très reconnaissant pour leurs bonnes leçons et leur grande bonté à MM. les Drs THIROLOIX, AUGUSTE BROCA et LETULLE.

Mon excellent maître, M. le Dr R. WURTZ sait tout ce dont je lui suis redevable, et je suis heureux de pouvoir le remercier ici de tous les services qu'il m'a rendus, et surtout de la manière aimable avec laquelle il me les a rendus.

M. le Dr MARION, professeur agrégé à la Faculté de médecine, a bien voulu me considérer non comme un élève, mais comme un ami ; il sait combien je lui suis reconnaissant de ses conseils et de son amitié.

Je ne saurais terminer sans adresser tous mes remerciements : à MM. les Drs DOLÉRIS et BAR auprès desquels j'ai fait mes études obstétricales, à M. le Dr BERBEZ et à mes chers amis les Drs R. FAUQUEZ, P. FREDET, A. MOUCHET et WIART.

L. de RIBIER

Paris. Juillet 1901.

AVIS AU LECTEUR

A première vue la partie consacrée à l'histoire et à l'archéologie peut paraître un peu considérable par rapport au volume de cette thèse. Mais d'une part la littérature médicale n'est pas riche en documents sur les sources d'YDES , bien que je crois les avoir tous rapportés, et d'autre part il m'a semblé que ce long exposé historique était une introduction nécessaire à l'étude de ces eaux.

Le lecteur voudra bien tenir compte aussi de cet amour du pays natal qui est au fond du cœur de tout *Auvergnat du haut pays* et m'excusera s'il trouve que la première partie de cette étude comporte un peu plus de développement qu'il convient en se rappelant cette maxime de LA ROCHEFOUCAULD : « *L'accent du païs ou l'on est né* « *demeure dans l'esprit et dans le cœur comme dans le lan-* « *gage* ». (Maxime 342).

YDES. — SON HISTOIRE. — SES EAUX

Essai sur leur action dans le traitement de l'obésité

INTRODUCTION

Il règne actuellement en France une tendance contre laquelle on ne saurait trop réagir, c'est de demander à l'Etranger ce que nous trouvons fort bien chez nous.

Les eaux minérales étrangères. les eaux allemandes MARIENBAD, CARLSBAD en particulier, jouissent d'une grande réputation dans le traitement de l'affection qui nous occupe : elles sont connues, à juste titre, je veux bien l'admettre, de tous les médecins et d'un grand nombre de malades. Mais quel est celui de nos praticiens qui songera à envoyer ses malades dans le fond de l'Auvergne, où cependant ils trouveraient à la fois l'agent thérapeutique, l'air pur et le paysage merveilleux ?

Dans cette thèse je me propose de prouver par de nombreuses observations, jointes à des analyses rigoureuses, que les eaux minérales d'YDES SAINT-GEORGES peuvent lutter avec avantage contre les eaux minérales étrangères dans le traitement des différents troubles de la nutrition et *de l'obésité en particulier.*

Sans entrer dans des considérations d'économie et de

bon marché qui pour les malades ne sont pas à dédaigner et en me plaçant au point de vue exclusivement médical et thérapeutique, je m'efforcerai de démontrer que nous avons souvent près de nous, mieux que ce que nous allons chercher bien loin.

Une première partie sera consacrée à l'étude historique et archéologique de la station, à sa situation géographique.

J'examinerai ensuite le sol d'où s'échappe la source d'Ydes, les propriétés physiques et chimiques de l'eau que je comparerai aux eaux françaises et étrangères qui s'en rapprochent le plus, enfin l'état de la station.

Puis je passerai rapidement en revue les différentes causes de l'obésité et l'action physiologique de l'eau.

Son étude comme agent thérapeutique sera basée sur treize observations dont dix me sont personnelles.

Je résumerai enfin en quelques lignes les conclusions auxquelles m'a fait aboutir cette étude.

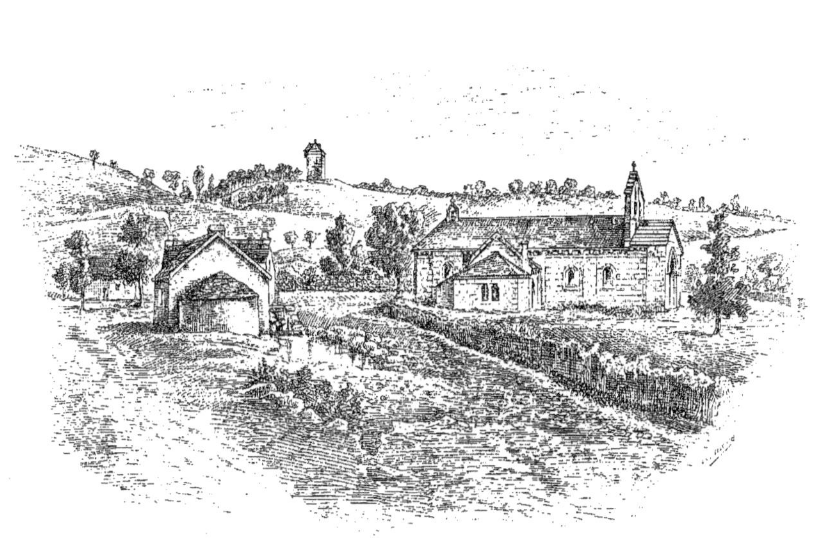

YDES

CHAPITRE PREMIER

Historique

Ydes, autrefois *Hisdes* ou *Isdes*, est un petit bourg du canton de Saignes, arrondissement de Mauriac (Cantal), coquettement endormi dans un frais et pittoresque vallon. Les eaux limpides de la Sumène bercent doucement son sommeil de plusieurs siècles, à l'ombre de l'orgueilleuse tour du Chatelet que Gérart de Chapitou (*de Capitulo*) construisit en 1448 pour protéger le pays contre les dernières bandes de Routiers.

Tout jusqu'à son nom à consonnance latine évoque les souvenirs d'un passé vieux de plus de deux mille ans : nom bizarre en effet, qui contraste singulièrement avec la plupart des autres dénominations voisines, dont les finales en *ac* abondent dans cette partie de la Haute-Auvergne comme du reste dans presque toute la Gaule celtique entre la Loire et la Garonne. Pour ces dernières, il est généralement admis qu'elles sont le fait de personnages romains qui ont transmis aux lieux de leurs résidences leurs noms en y ajoutant la syllabe *ac*, synonyme de demeure ou habitation ; c'est ainsi que Florac dérive de Flori-ac demeure de Florus et plus tard Flour, Sauvat ou Sauvac de Salvi-ac, demeure

de Salvus et plus tard Salvy, Champagnac, de Campani-ac
demeure de Campanus ou plutôt peut être : Campus plateau, ac habitation *plateau habité*. — J'ai choisi à dessein
ces exemples autour d'Ydes, afin de faire ressortir davantage l'originalité de ce nom, qui est un type unique dans le
Cantal et reste absolument isolé au milieu de ses congé-
nères en *ac*.

Après quelques hésitations, je me suis demandé s'il ne
serait pas plus rationnel de rattacher purement et simplement Ydes au mot latin *Idus*, que de le faire venir de
Hydr... ou Hidro... préfix du grec ὕδα.. équivalent à ὕδωε,
eau (1). Il aurait de la sorte la même racine que les *Ides*,
qui constituaient avec les *Nones* et les *Calendes* les
bases du calendrier des anciens Romains. Suivant
Macrobe, le mot latin *Idus* ne serait qu'une variante de
l'Etrusque *iduare* et signifierait *diviser*, *partager*. Cette
signification s'accorderait assez bien avec la situation
topographique d'Ydes qui se trouve en quelque sorte à
cheval sur la limite de l'ancien pays des Arvernes et de
celui des Lémovices, dont la Dordogne était la ligne sépa-
rative.

D'un autre côté, il est bon d'observer que Ide ou Idle
signifiait *Idole* en vieux français : « *En cele cité*, nous dit
« Geoffroy, *avait un temple et en cel temple avait un*
« *Ide* (2)..... »

Si je voulais poursuivre plus loin ce jeu de devinettes, je
n'aurais qu'à m'adresser à la mythologie, en rattachant

(1) Littré. *Dict. de la langue fr. p. 2.070.*
(2) Geoffroy. *Diç. de l'anc. langue fr.*

Ydes soit à *Idas*, fils de Neptune et d'Aréné, soit à *Idœus*, fils de Dardanus, qui donna son nom au mont Ida ; mais je m'arrête, il serait puéril d'insister davantage...

*
* *

La vallée de la Sumène est sans contredit une des plus riches et des plus attrayantes du Cantal. Si le cours supérieur de la rivière est souvent encaissé entre des rives escarpées et des gorges profondes, il n'en est pas de même de sa partie moyenne qui se développe en sinueux méandres à travers les vertes prairies du canton de Saignes. C'est alors que la vallée s'élargit subitement, laissant à nu au nord et au midi d'énormes coulées rocheuses qui se dressent des deux côtés à pic en prismes basaltiques, connus sous le nom d'*orgues de Bort* et d'*orgues de Chastel*. Il est de toute possibilité, vu la composition identique des deux masses, que ces culées gigantesques aient été reliées dans le principe par un immense plateau qu'un bouleversement géologique a séparé à un moment donné, pour livrer passage aux eaux longtemps captives de la Dordogne, de la Rhue et de la Sumène. Que cette rupture ait été produite par un vaste abaissement du sol ou par un coup de sabre titanique de la nature, on n'en reste pas moins saisi et émerveillé, en face de ce magnifique vallon dont Ydes est le centre !

C'est sous l'inspiration de cet incomparable paysage que notre célèbre félibre auvergnat le *Capiscol* Vermenouze vient de m'adresser les strophes suivantes écrites dans ce rythme patois qui lui est familier : coucher de soleil dont

les lecteurs apprécieront la poétique envolée et où se réflète
dans ses allures un peu rudes, mais si pittoresques, le caractère de l'*Escolo Oubergnato* :

A SOUHEL TRESCOUND

La plano s'estend à perto de visto ;
Lou souhel, après s'estre estiroussat,
Tout sannous, al ras de la brousso tristo,
Al mièt d'un grand bos negre a capoussat.
Aval, Ydes, dins uno brumo blugo,
S'escound ; la nuèt ve, lou souhel es mort ;
Soul, un dargnié rai, coume uno belugo,
Caresso lou front deis orgues de Bort.

Lou Sanci s'efacio, é sa naute cimo,
Ount luzis enquéro un mouci de neu,
Sembla, — Cado cap pus teunho e pus primo, —
Uno apariciu que monto vol ciéu.

E lou clouquié de la gleisio roumano,
Ount sou gravads les douze mes de l'an,
Douno lou van à sa vielho campano ;
  E, valin ! valan !
  Del bel angi blanc,
La salutaciu s'estend pel la plano.

A. VERMENOUZE.

Il est tout naturel que cette vallée ait attiré l'attention des Romains, dans leurs migrations à travers les Gaules ; ils s'y établirent côte à côte avec les vaincus à une époque contemporaine de l'ère chrétienne ; leurs traces s'y trouvent mêlées et confondues : à chaque pas vous heurtez un tumulus et il suffit de gratter le sol pour en retirer comme par enchantement une ample moisson de reliques galloromaines.

Des fouilles superficielles faites par M. de Ribier du Chatelet aux environs d'Ydes furent couronnées de succès. Elles mirent à jour : en 1818, au village de Montfouilhoux une lionne-fontaine en domite servant de griffon à une source qui porte son nom : *Source de Ribier*, dont je m'occuperai dans le cours de cette étude ; en 1821 et 1822 au suc des *Demoiselles*, au champ de *la Milière* et à la terre de *Las Parrots*, de nombreux débris de poterie rouge, dorée, noire, grise et blanche, des médailles d'argent, de bronze et de cuivre à l'effigie des empereurs romains *Auguste, Germanicus, Claude, Antonin, Domitien, Vespasien*, des poignards, des couteaux et haches de silex, des chatons de bagues, bracelets, meules à bras, etc... Celles de 1827 furent encore plus fructueuses. Le modeste et savant archéologue put constater et lever le plan des fondations d'un véritable établissement de bains romains au-dessous et à 150 mètres du bourg d'Ydes, aux abords d'une prairie qui a conservé le nom significatif de *prat d'y bagneyras* et à laquelle aboutit une rue connue également sous celui de : *Charreyre d'y bagneyras* (pré et rue des bains ou baignoires).

Avant la Révolution, les ruines étaient très apparentes et s'élevaient à plusieurs pieds au-dessus du niveau du sol ;

il en est fait mention dans un ancien terrier de la Commanderie d'Ydes ; le gazon les recouvre aujourd'hui et c'est à peine s'il émerge quelques vestiges d'une épaisse muraille qui se profilait de l'est à l'ouest et à laquelle étaient adossées les cinq cases ou chambres figurées au plan sous les initiales B, D, E, F, H. Ces chambres pavées en ciment blanc constituaient des piscines, à l'exception de la case D exhaussée en C sur des piliers et munie de fourneaux en briques, disposés symétriquement, sans doute pour en faire une étuve ou hypocauste. Des ouvertures étaient ménagées en K et en I. Un canal couvert, revêtu de briques à l'intérieur, semble partir du ruisseau qui traverse le village et se dirige vers ces décombres.

Ces découvertes firent l'objet d'une communication de M. de Ribier à la Société des Antiquaires de France dont il était membre (1) ; elles suffiraient à elles seules à prouver que la vallée de la Sumène fut le siège d'une importante station gallo-romaine. On sait que les bains et les thermes étaient pour les Romains des objets de première nécessité, à cause de leurs vêtements exclusivement tissés de laine ; la toile de lin et de chanvre leur étant inconnue, au moins comme linge de corps.

Depuis lors les découvertes se sont succédé.

En 1879 les travaux de la gare de Saignes-Ydes ont mis à découvert à une profondeur d'un mètre cinquante à deux mètres, dans la plaine de Vic (*Vicus*), savoir :

1° Un tronçon de voie romaine ;

2° Des fûts de colonne ;

(1) *Mém. de la Société des Antiquaires de France*, t. VIII, p. 160.

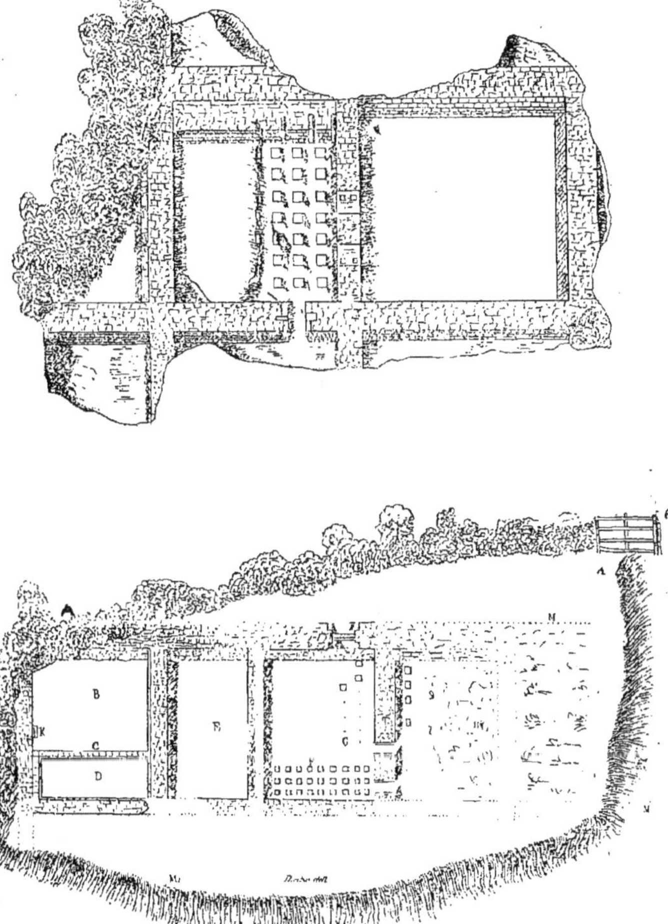

Plan des bains romains d'Ydes

3° Des fragments variés de poterie romaine ;

4° Une statuette en terre vernie, offerte à M. Caillaux, ancien ministre, alors président de la Société des mines de Champagne ;

5° Un lionceau aussi en terre vernie de couleur jaune ;

6° Enfin un fragment de statue équestre en domite, déposée au musée de Brive, dont je donne ci-dessous une réduction ;

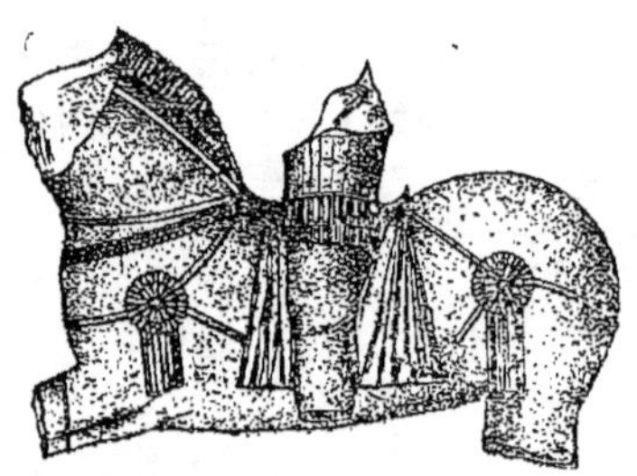

Ces divers objets proviennent d'après M. l'abbé Pau (1), d'un cimetière gallo-romain dont il suppose l'emplacement à quelques centaines de mètres en amont. Des fouilles dirigées dans cette direction amèneraient probablement la découverte de tombeaux et autres débris funéraires du plus grand intérêt.

L'existence de la voie romaine avait été signalée déjà par M. de Ribier du Châtelet en 1821 et 1822 ; elle partait de Clermont (Civitas Arvernorum), distante de 35 lieues (Leucœ XXXV) et traversait la plaine de Vic pour se bi-

(1) *Bulletin Arch. de Brive, t. 1, pp. 463 et suiv.*

furquer près du bourg d'Ydes en deux tronçons se diri-
geant l'un, vers le pays des Lémovices par Largnac, Charlus, la Chapelle de Thiolades et le pont des Monges et l'autre vers celui des Ruthènes par Ydes, Sauvat, le pont de
Marlat, Méallet (*le Melitense* de Grégoire de Tours), Roma-
nanges, les plaines du Vigean (*al Bigho*) et Mauriac.

Une borne milliaire que le hazard a fait déterrer en
1885 entre La Gorce et Largnac est venue confirmer l'existence de cette voie romaine. C'est une colonne en grès, in-
tacte, qui a la forme d'un gros balustre circulaire un peu
renflé à sa partie médiane et qui mesure 1 m. 67 cent. de
hauteur sur 0,44 cent. de diamètre dans sa plus grande
largeur. Elle fut érigée en 263 sous l'Empereur Postume
et porte l'inscription suivante en caractères romains :

IMP. C. M. C. L. POS.

TVMO. P. F. IV. AVG.

P. M. TR. P. C. III. P. P.

C. AR.   L. XXXV.

Qu'on peut lire ainsi :

IMPeratore. Cœsare. Marco. Cassianio. Latinio. POSTVMO.
Pio. Felici. InVicto. AVGusto. Pontifici. Maximo: TRibu-
nicia. Potestate. Consule III. Patri. Patriœ, Civitas ARvernorum... Leucœ XXXV.

Enfin dans le cours de la même année 1885, sur les indications de M. A. Chassan. M. Adrien Magne, de la Jarrige, pratiqua une fouille à l'extrémité d'une prairie formant cuvette, qui amena la découverte d'un ancien puits
carré gallo-romain, boisé au moyen de rondins de chêne,

solidement reliés par des traverses. Au-dessous de ce puits, il avait été pratiqué une battue de mousse et d'argile, destinée à faire remonter les eaux à l'orifice, d'où elles s'échappaient par un tronc d'arbre taillé en forme de bac. Quelques debris de poterie ont été recueillis aux alentours. Le puits était entouré de galets et de pierres perdues à

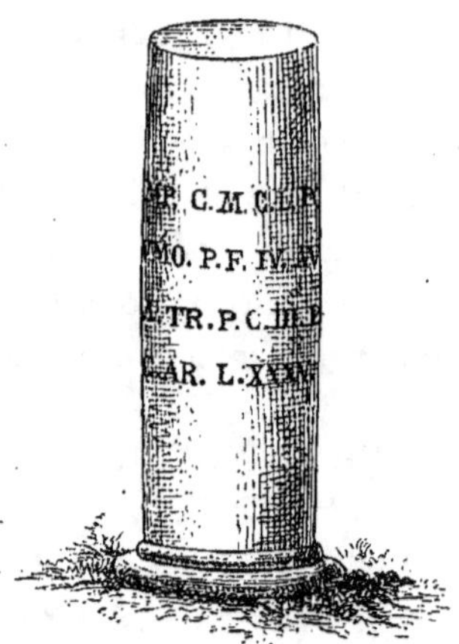

Borne milliaire trouvée en 1885.

travers lesquels s'écoulait une eau presque glacée recouverte de globules huileux.

On se perd en conjectures sur l'époque de la dispersion de tous ces vestiges de la civilisation romaine. Elle commença probablement avec les bouleversements qui suivirent la chûte de l'Empire ; peut-être serait-il plus rationnel de la faire coïncider, du moins en partie, avec l'invasion de la Haute-Auvergne en 532 par Thierry, fils de Clovis. Notre historien national, Grégoire de Tours, nous raconte cette campagne avec une précision qui ne peut laisser la moindre incertitude :

« *Theudericus vero cum exercitu Arvernis veniens, totam* « *regionem devastat ac proterit...* (1) ».

Vient ensuite une description minutieuse du *Castrum Meroliacense*, qui correspond point par point au plateau ou camp fortifié de Chastel-Marlhac. Ce plateau repose sur un vaste rocher basaltique, taillé à pic, dont un escarpement de plus de cent pieds de haut forme l'enceinte. Il commande la vallée de la Sumène, que devait habiter alors une population compacte et industrieuse, à en juger par les traces qu'elle a laissées sur le sol et les résultats prodigieux de fouilles et recherches qui n'ont été encore qu'ébauchées.

Le vicomte de Rochemonteix a publié dans la revue « *La Haute Auvergne* » (2) quelques pages intéressantes et fort documentées sur une statue gallo-romaine trouvée en 1892 au village de Jalaniac en amont de Chastel-Marlhac. Serait-il téméraire de voir comme lui, une autre nécropole — peut-être un peu postérieure à celle de Vic — dans les substructions au milieu desquelles la statue, renversée de son socle, gisait pêle-mêle avec des débris de tombeaux et d'urnes funéraires ?

Moréri, Valois, le P. Daniel, Dom Ruynart, l'abbé Faydit et Chabrol ont fait des efforts inouis d'imagination pour fixer l'emplacement du *Castrum Meroliacense* ailleurs qu'à Chastel-Marlhac, tantôt à Oliergues, tantôt à Murols, voir même à Aurillac et enfin à Marsac dans le Lembron. Une

---

(1) *Hist. des Gaules*, livre III, pp. 117 et 118 (Edit. de 1568).
(2) Année 1899, pp. 326-331.

simple visite au plateau de Chastel les eut pleinement édi-
fiés et eut été plus concluante que leurs dissertations à
perte d'haleine.

Quoiqu'il en soit, le plateau de Chastel se prêtait admi-
rablement à une résistance opiniâtre. Les assiégés payèrent
de leur vie ou de leur liberté leur imprudente capitulation.
Tout le pays fut ruiné et mis à sac, et la vallée de la Sumène, plus que tout autre partie du territoire, dut subir le
contre-coup du vandalisme impitoyable des soldats francs,
qui, selon l'expression saisissante du célèbre chroniqueur
auvergnat « ne laissèrent derrière eux que la terre qu'ils
« ne purent emporter ».

A mon avis néanmoins, ces commotions politiques et ces
actes de brigandage ne suffisent pas à eux seuls à expliquer
un effondrement aussi complet et surtout l'enfouissement
de tous les débris sous le sol. Il me paraît plus naturel de
les attribuer, dans une grande mesure au moins, à un cata-
clysme dont les plaines de Saignes et d'Ydes portent encore
les traces indéniables, sorte d'inondation diluvienne qui les
aurait recouvertes de sable et de graviers à une époque
reculée, peut-être vers l'an 580 de notre être, d'après la
tradition consignée dans le manuscrit de l'abbé Teillard (1).

Si l'on devait appliquer à Ydes et à ses environs, l'adage,
trop souvent contredit par les faits : « heureux les peuples
qui n'ont pas d'histoire », on serait amené à penser que les
atrocités commises par les soldats de Thierry passèrent

(1) *Hist. ms. d'Auvergne.* Bibl. de Clermont, n° 700, p. 60.

bientôt à l'état de légende et qu'une longue ère de paix et
de prospérité succéda, du VIIe au XIe siècle, aux convulsions
précédentes. Pendant ce long intervalle en effet, cette belle
vallée reste pour le chercheur, ensevelie dans les ténèbres
les plus profondes. Les chroniques sont muettes, la tradition elle-même est sans voix et l'on a beau fouiller ce sol,
si prompt à révéler les secrets de la période gallo-romaine,
à l'examiner dans ses plus intimes replis, à l'interroger par
le pic et l'analyse; il est encore plus silencieux que l'histoire.

Quel dommage que la prétendue charte de Clovis de
l'an 499 soit apocryphe, au moins quand au texte de la do-
nation et à sa date ? On y trouverait sur Ydes une note
intéressante, qui permettrait de combler cette triste lacune;
on y verrait notamment que ce bourg était baigné par la
Sumène — *flumen quod adjacet nomine Sumena* — et qu'il
y avait deux églises dédiées à saint Martin et deux métairies
occupées par les serfs *Lostandus et Falco*, lesquels donnaient
une paire de bœufs tous les cinq ans, plus deux sols et une
mesure de froment de rente annuelle. Malheureusement
personne ne songe aujourd'hui à soutenir l'authenticité absolue de cette charte : Il n'en est pourtant pas de même de
la liste interpollée dans la copie de Mauriac, c'est-à-dire la
lière du doyenné, dont la forme est celle des polyptiques
des Xe et XIe siècles, lière fort importante au point de vue
géographique et philologique, car elle contient le dénom-
brement des châteaux, églises et villas composant alors
l'archiprêtré de Mauriac, avec l'ancienne forme des noms
de lieux (1). Rien ne s'oppose donc à admettre comme vé-

(1) Voir la *Monographie du château de Charlus* en cours de pu-
blication dans l'*Auvergne Historique*, p. 9 et 10.

ridiques les renseignements que je viens d'y puiser sur Ydes, à la condition bien entendu de les reporter en deçà du xe siècle, au lieu de leur assigner la date fantastique de 499.

*
* *

A partir des xie et xiie siècles, on n'est plus réduit à de simples hypothèses. Avec la féodalité les annales d'Ydes sortent de ce crépuscule vague et indécis qui est la caractéristique des siècles précédents. Sur les flancs et au centre même de la vallée, on voit se dresser quatre principaux châteaux, sortes de repaires inexpugnables qui enserrent le pays dans un quadrilatère de forteresses, destinées à le protéger contre les incursions des envahisseurs et des bandes de routiers. Ce sont les châteaux de Saignes, de Madic, de Charlus et de Murat-l'Arabe.

L'origine des Comtours de Saignes — autrefois *Sanhes* — est restée longtemps à l'état de problème historique. Expelli, Chabrol, Bouillet et plusieurs autres ont, d'une façon assez confuse, disserté sur la nature et la provenance de ce titre, qu'ils font en général dériver d'une fonction financière, tandis qu'il résulte des récents et remarquables travaux de M. le conseiller Boudet (1) confirmant sur ce point l'opinion d'Audigier (2), que c'était purement un titre féodal et terrien, qui prenait rang immédiatement après celui de comte. Il n'y a, d'après lui, de comtours

(1) *Les registres consulaires de St-Flour*, p. 235.
(2) Bibl. nat., *Hist. ms. d'Auvergne*, t. III, p. 162.

qu'en Aquitaine, où ils sont très nombreux du XI⁰ au XIII⁰
siècle. Le plus ancien comtoirat connu en France serait
celui de Nonette, que M. Boudet considère comme « le
gîte d'origine » de tous les comtours. Après la 'prise de
ce château en 1169 par Louis VII et en 1211 par Philippe-
Auguste, la majeure partie des dépouilles des comtours
dans la Haute-Auvergne où ils possédaient presque en
entier les arrondissements actuels de Murat et de Mauriac
et notamment les cantons de Riom, Champs et Saignes,
passa aux Sires de la Tour d'Auvergne et aux évêques de
Clermont. Des démembrements partiels ne tardèrent pas à
se produire au profit sans doute de cadets apanagistes de
la maison de la Tour, sous le nom de comtours de Dienne,
de Valrus, de Saignes, d'Apchon, de Giou, de Florac et de
Seorailles.

Le comtour de Saignes (*comptor Saniarium* ou *Saniaren-
sis*), tout en continuant de relever du suzerain primitif, se
tailla peu à peu dans la vallée de la Sumène une magnifique seigneurie, qui n'eut pour limites du côté du nord
et de l'ouest que les possessions des barons de Madic et
des comtes de Charlus. Du sommet du dyke basaltique
sur lequel était assis son château-fort, défendu par de
grosses tours et pourvu de vastes souterrains, il dominait
toute la plaine et sa juridiction s'étendait sur quarante
villages ou hameaux et sur plusieurs châtellenies environ-
nantes, entr'autres celles de Florac, ancien comtoirat (1),

(1) Florac, aujourd'hui Fleurac, château-fort bati sur un mamelon
rocheux dominant la rive droite de la Sumène, dans la paroisse
d'Ydes, fut le berceau d'une famille de ce nom, dont les membres
portaient le titre de comtours, comme ceux de la maison de Saignes,

de Murat-l'Arabe, de Courdes, d'Auzers et de Montbrun.

De nombreuses habitations se groupèrent bien vite autour de ce rocher protecteur et finirent par former une
petite cité que le comtour entoura de murailles. François I
lui accorda des marchés et des foires par lettres patentes
du mois de mai 1514 (1), « *à l'humble suplication de ses
chers et bien amez cousins,* » les comtes de Chabannes. Elle
ne tarda pas à avoir son « *corps commung* » et ses consuls,
une communauté de prêtres-filleuls, une halle, un four
banal, une chapellerie dirigée en 1523 par Antoine Monsut,
de nombreux étaux et boutiques ; en un mot tous les éléments d'une véritable commune avec ses franchises et ses
privilèges. Les Chabannes qui avaient succédé en 1469, à
la maison de la Tour-d'Auvergne furent aussi intelligents
administrateurs que vaillants capitaines et ils ne perdirent
pas la plus petite occasion de favoriser le développement
industriel et commercial du chef-lieu de leur comté.

Dès le milieu du XVI⁰ siècle, Joachim de Chabannes avait
remplacé le vieux chateau, qu'avaient démantelé les bandes
anglo-gasconnes, par une grande et belle maison seigneu-
riale sur laquelle il avait, par acte du 10 octobre 1552,

dont on les suppose issus. Leurs armes étaient : *de gueules semé
de fleurs de lys d'or.* Le premier auteur connu, Hugues de Florac
vivait en 1296. Sa descendance s'éteignit avec Isabeau de Florac
mariée vers 1449 à Guillaume de la Queuille et trisaïeule de Jean II de
la Queuille, qui s'illustra sous le nom de *Florat* pendant les guerres
de la ligue. Cette seigneurie, entrée en 1710 dans la maison de
Chabannes, fut vendue le 29 juillet 1775 par Jacques Charles de
Chabannes à Jean François de Chalus du Châtelet, qui la rétrocéda
le 10 juin 1780 à Louis de Fontanges marquis du Chambon. — Les
environs de Florac sont parsemés de vestiges gallo-romains.

(1) Arch. nat. *Trésor des chartes.* Reg. 243, p. 514.

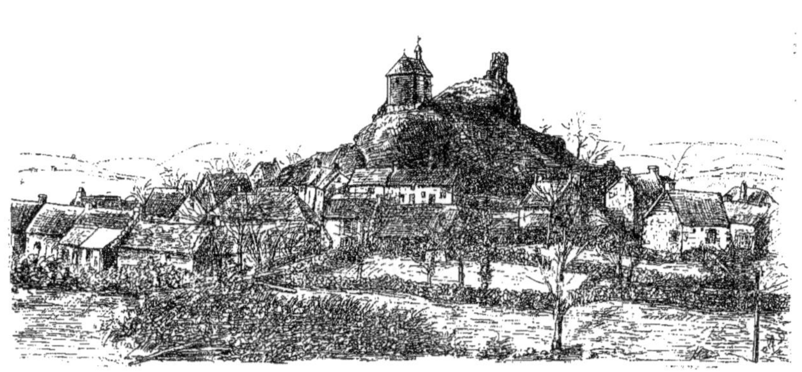

SAIGNES

La Chapelle — Ruines du Château

transféré le douaire de Charlotte de Vienne sa femme, après l'avoir « meublée et *ustencillée* selon l'état de la dite Dame. »

Le quartier du fort commençait à s'appeler le quartier de la Chapelle et l'on sentait un souffle de renaissance passer à travers la *Place-Basse*, que bordaient déjà les coquettes maisons, aux pignons pointus et aux élégantes tourelles, des bourgeois enrichis.

La paroisse d'Ydes était trop voisine pour ne pas relever du comté et le Commandeur figurait parmi ses vassaux; bien qu'il exerçât le droit de justice sur toute l'étendue de la Commanderie en vertu d'un traité passé en 1281, entre Bertrand III de la Tour et Giraud de Sauzet, Commandeur du Temple ; il avait même son hôtel particulier adossé à la *motte* du château de Saignes, pour s'y réfugier, lui et ses gens, en cas de guerre ou d'attaque.

*
* *

La commanderie d'Ydes dépendait dans l'origine de la milice du Temple ; elle passa au commencement du xIV^e siècle à l'ordre de Saint-Jean de Jérusalem (Malte). Faut-il en rapporter la création à la maison de Madic, qui avait dès le xIII^e siècle fourni de nombreux dignitaires à l'Ordre, notamment Pierre de Madic, grand prieur d'Aquitaine en 1288 et autre Pierre de Madic, grand prieur d'Auvergne en 1294, comme l'indique le *Dictionnaire stat. et hist. du Cantal* (1), ou ne doit-on pas au contraire l'attribuer suivant

(1) de Sartiges d'Angles, t. V, p. 618.

l'opinion de M. Burin des Roziers dans son *Histoire de la baronnie de la Tour*, à la maison de la Tour d'Auvergne, déjà fondatrice de la Commanderie du Pontvieux, à laquelle celle d'Ydes ne tarda pas à être réunie ? J'incline vers cette dernière solution, car il ne faut pas perdre de vue qu'après comme avant l'établissement des comtours, cette grande maison féodale exerça son droit de suzeraineté sur toute la vallée, même sur les terres des seigneurs de Madic ainsi qu'en font foi : 1° une sentence arbitrale intervenue le samedi avant la nativité de Saint-Jean-Baptiste (19 juin) 1305 entre Béatrix d'Oliergues, Dame de la Tour et Auzilens, veuve de Gerail *comptor* de Sahnes (Saignes) (1) et 2° un hommage rendu la veille de la fête de Saint-Jean-Baptiste (23 juin) 1308 par Bernard de la Tour à l'évêque de Clermont (2).

Indépendamment des biens et rentes dont la Commanderie jouissait au chef-lieu et dans les villages environnants, d'après un ancien terrier renouvelé au milieu du xvıᵉ siècle par Mᵉ Jehan de Tautail et conservé dans les archives de feu M. l'abbé Pau ; elle possédait la maladrerie de l'Hôpital dans la même paroisse et les annexes de Longevergne (Anglards de Salers) et de Courthiles (Vebret). La chapelle de Courtilhes existait encore en 1738 et il y fut fait à cette époque des réparations en même temps qu'à l'église d'Ydes (3).

L'église d'Ydes appartenait à la Commanderie et relevait directement du Saint-Siège en vertu de bulles obtenues

(1) *Copie du xvıᵉ siècle*, en notre possession.
(2) Arch. du P. de D. *Evêché*, liasse 26, cote 384.
(3) Arch. du Rhône. *Ordre de Malte.* Portef. 488, fᵒ 298.

par l'Ordre en 1317 du pape Jean XXII et en 1517 du pape
Léon V. C'est un remarquable édifice roman, remontant
au xııe siècle, classé comme monument historique et récemment restauré à ce titre par les soins intelligents de M.
Bonnay, architecte à Brive. Il mesure 33 mètres de long
sur 9 mètres de large. Au-dessus de la moulure formant
le ceintre du grand portail se trouve sculpté un zodiaque,
dont quelques signes ont été brisés. L'intérieur du porche
est orné de deux bas-reliefs en pierre, sculptés dans l'épaisseur du mur. Celui de droite se divise en deux parties,
l'une représentant Daniel dans la fosse aux lions et l'autre
un ange qui enlève par les cheveux le prophète Habacuc.
Le bas-relief de gauche, également divisé en deux, est une
Annonciation : la Vierge d'une part et l'ange Gabriel de
l'autre (1) Un clocher en forme de campanile, percé de
quatre baies romanes, superposées deux par deux, s'élève
au-dessus du porche sur le pignon qui termine la nef :
c'est dans ce pignon que s'ouvre la porte principale. Un
pilier carré en pierre en partage les deux battants, garnis
de vieilles et magnifiques ferrures.

L'abside et le sanctuaire sont éclairés par d'élégantes·
fenêtres en plein ceintre, ornées de billettes et de chapiteaux historiés. Des modillons ou corbeaux artistement
fouillés et d'un travail exquis, soutiennent la corniche de
pierre, bordée d'une riche torsade. L'architecte a eu le tact
de conserver malgré la différence de style, la fenêtre tréflée
de la chapelle Notre-Dame appartenant au XVe siècle ; il a
compris qu'une restauration n'est pas une reconstruction

(1) Bouillet. — D scription de la Haute-Auvergne, pp. 271 et 272.

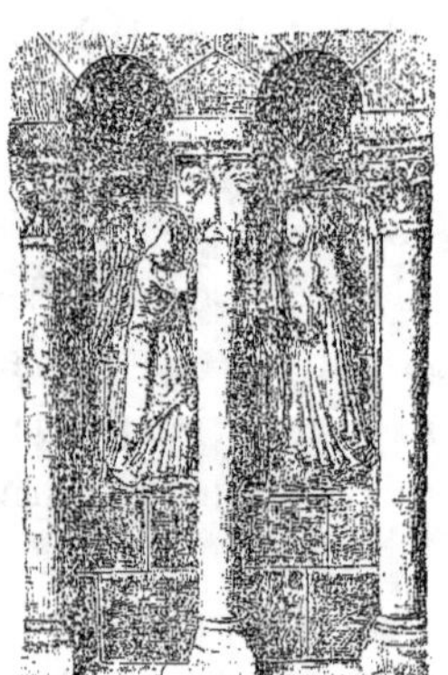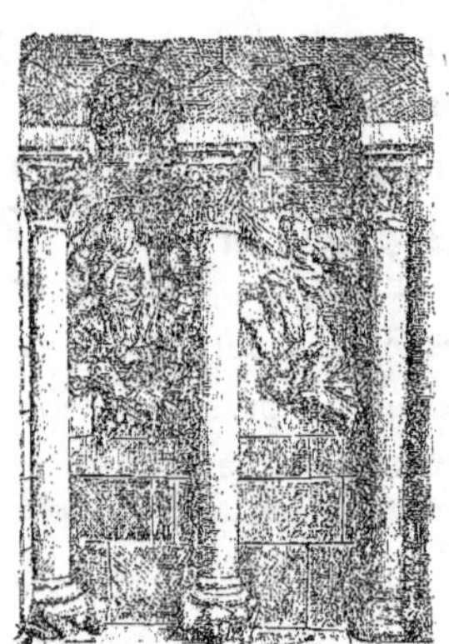

Bas-Reliefs du Porche de l'Eglise d'Ydes.

et qu'il importe dans ces sortes de travaux de ne pas sa-
crifier des parties intéressantes d'une époque pòstérieure,
à un excès d'uniformité qui serait presque du vandalisme ;
mais comme il a dû souffrir de se voir obligé d'annexer à la
chapelle de l'est une sacristie qui la déforme et écrase l'ensemble du monument ! Il est fâcheux que l'on n'ait pu trouver une combinaison meilleure pour se débarrasser de
cette sorte de cuisine avec le haut-fourneau qui lui sert de
cheminée. Franchement cet appentis peut être commode et
confortable ; mais il manque absolument de correction et
de goût. Les murs latéraux de la nef sont sévères et sobres
d'ornements, tout en s'harmonisant avec le style du chœur :
en un mot l'extérieur est merveilleusement réussi. Peut-on
en dire autant de l'intérieur ?... L'ancienne voûte, écroulée
en 1680, a été rétablie en briques recouvertes d'un simple
crépis ; une voûte en pierres de taille eut été préférable ;
on peut regretter également qu'une partie des murs ait été
rebâtie par plaques en moëllons irréguliers : ce sont là des
reproches de détail qui font tache dans une restauration
aussi bien exécutée, mais qui ne sauraient nuire à l'ensemble de l'œuvre.

Nous serons plus sévère sur ce qu'on est convenu d'appeler le mobilier de l'Eglise. On oublie trop de notre temps
que l'autel était primitivement un tombeau et les exigences
du culte, encouragées par l'amour du clinquant, ont fait
ajouter à la table primitive des gradins et un tabernacle.
Le clergé est excusable d'avoir cédé à cet engouement, s'il
est vrai que la liturgie, dans son implacable rigorisme,
exige ces encombrants accessoires pour nos modestes églises paroissiales et réserve les tables d'autel *nues*, aux ba-

siliques et aux cathédrales; mais je le demande en toute franchise, l'usage adopté au Moyen-Age, de déposer les Saintes Espèces dans le sein d'une blanche colombe qui se balançait les ailes déployées, au-dessus de l'autel, suspendue à la voûte par un fil imperceptible, ne renfermait-il pas une allégorie touchante qui méritait d'être conservée ?

La porte latérale du côté droit n'a pas plus été sacrifiée que la fenêtre ogivale de la chapelle Notre-Dame, malgré ses moulures un peu grossières du XVe siècle. Le tympan est surmonté d'un Saint-George, patron de l'église, foulant le dragon sous les pieds de son cheval.

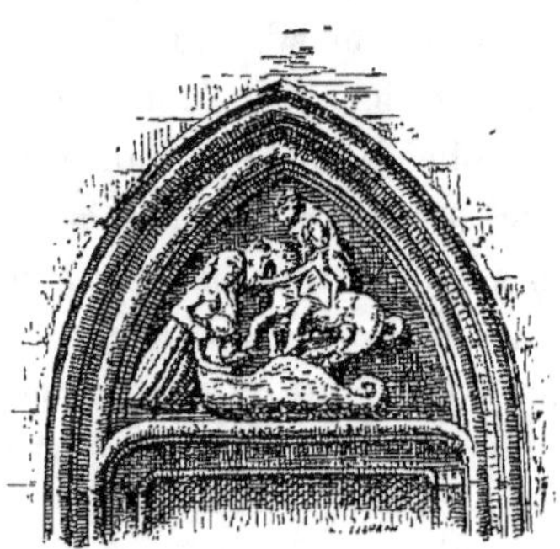

Tympan de la porte Saint-Georges.

L'Eglise d'Ydes fut l'objet de fondations pieuses de la part de Bernard VII de la Tour, à son départ pour la croisade (Testament du 8 mai 1270) et de Girald de Madic (Testament du 20 juin 1414).

Je ne veux pas quitter cet antique sanctuaire, rajeuni par la piété des fidèles et par la générosité de Monseigneur Brun, sans saluer une dernière fois les tombeaux des marquis de Chabannes-Curton-La-Palice, ces vaillants châtelains de Madic, dont les possessions territoriales étaient si nombreuses, qu'ils pouvaient, suivant la chronique, aller de Madic à Paris en couchant chaque soir dans leurs domaines.

Madic dépendait primitivement d'Ydes et jusqu'en 1470, date de son érection en paroisse distincte, les barons de Madic y conservèrent leur sépulture. Après eux les honneurs de l'église d'Ydes passèrent aux seigneurs du Chatelet. Ils avaient dans la chapelle Notre-Dame du côté de l'épître leur banc fermé et leur tombeau recouvert d'une épaisse dalle portant dans un ovale en relief leurs armes qui étaient : *d'azur au chêne d'or, au levrier courant d'argent, brochant sur le tronc de l'arbre.* Cette chapelle avait été en 1717, lors du décès de Catherine du Chatelet épouse de François de Chalus, décorée à l'intérieur d'une litre funèbre. Au moment de la restauration de l'Eglise on a eu le mauvais goût de faire disparaître un ancien tableau accroché à la paroi latérale gauche du chœur, sur lequel était également peint l'écusson du Chatelet.

Le 13 avril 1730, un grand scandale se produisit à la suite du refus du curé, Jean de Chavialle, d'autoriser l'inhumation du corps de Marthe de Chalus dans la chapelle du Chatelet et il ne fallut rien moins que l'intervention du bailli des Montagnes pour avoir raison de la résistance opiniâtre de ce curé.

*
* *

Ydes a donné son nom à une vieille famille noble, depuis longtemps éteinte, dont le château s'élevait à la cime d'un petit mamelon dominant le bourg, sur les ruines duquel

Gérart de Chapitou contruisit en 1448 le chateau actuel du Chatelet. Étienne d'Ydes ou de la Roussille — fief situé dans la paroisse de Champagnac — figure parmi les templiers d'Auvergne interrogés à Clermont en 1309 par l'évêque Arbert Aycelin (1), Pierre d'Ydes, époux de Sybille de Turenne ne vivait plus le 25 janvier 1325 (n. st.), date d'une sentence arbitrale rendue par Jean de Jabiac, entre Arbert de Turenne comme tuteur de Pierre d'Ydes, leur fils, *d'une part* et Aymeric de Claviers et Agnès de Turenne, Jean de la Bughe et Alix de Turenne, enfin Bernard Buschard et Almodie de Turenne, oncles et tantes du mineur, *d'autre part*, au sujet du partage de la succession d'Hugues de Turenne, auteur commun ; laquelle comprenait beaucoup d'immeubles dans le ressort de Charlus et de Saignes, notamment les bois de Coffinhal (Fousty) et de Coste-plâte, les Martinets (Ydes), Brousse (Bassignac), — Montruc (Champagnac), Lavergne (Vebret) (2). Jehan d'Ydes, seigneur d'Hauteroche, (*dominus de Alta Rupe*) habitait en 1417 le château d'Hauteroche — aujourd'hui détruit — dans la paroisse de Chastel Marlhac (3) ; il laissa une fille Iris d'Ydes, qui apporta en 1474 à Antoine de Curières, seigneur de Couzans, la baronnie d'Hauteroche.

La maison de Chabannes fit l'acquisition de cette terre le 28 décembre 1705 et la revendit quelques temps après à la famille Chappe, originaire du village de Dijeon dans la même paroisse. C'est à cette famille que se rattache l'abbé

(1) Bouillet. *Nobiliaire d'Auvergne*, t. VII, p. 178.
(2) Arch. Dép. du Cantal, E. 267.
(3) *Reconnaissance féodale* du 31 mai 1417, sur parchemin, en ma possession.

Chappe d'Auteroche, ou plutôt d'Hauteroche, célèbre astronome, mort victime de la science en Californie le 1ᵉʳ août 1769. Son neveu Claude Chappe, né dans la Sarthe en 1763, est l'inventeur du télégraphe aérien.

Par un singulier retour des choses d'ici-bas, la descendance adoptive d'Iris d'Ydes revint se fixer au Châtelet, manoir d'origine de la maison d'Ydes, à la suite du mariage que François de Chalus contracta le 22 octobre 1670 avec Catherine du Châtelet.

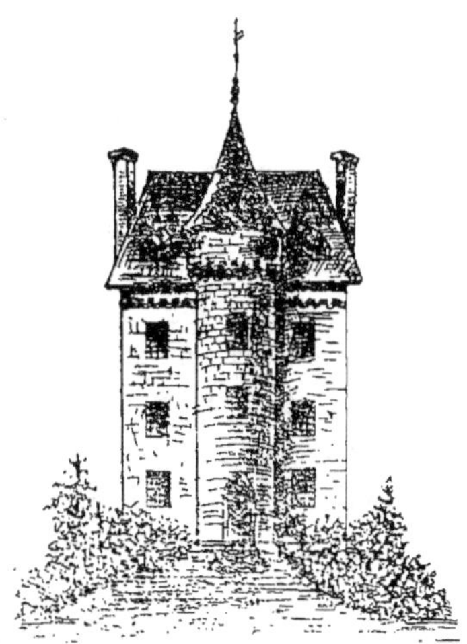

Le Châtelet

Ce château dresse toujours sa tête altière à l'horizon et supporte allègrement le poids de ses quatre siècles et demi d'existence C'est dans cette antique demeure qu'est décédé le 5 novembre 1844, Jean-Baptiste de Ribier du Châtelet, époux de Charlotte de Chalus, auteur du *Dict. stat. et hist. du Cantal*, qui découvrit les eaux d'Ydes.

*
* *

On a bien raison de dire que l'histoire est un perpétuel recommencement. Les paisibles habitants de la vallée de la Sumène, avaient conservé qu'une vague tradition du passage désastreux des cohortes barbares de Thierry, quand huit siècles plus tard, les sinistres échos du traité de Brétigny arrivèrent à leurs oreilles : ce fut le signal précurseur d'une nouvelle invasion qui dura de 1357 à 1408.

Pendant la première période, 1357-1370, les bandes de routiers parcoururent la vallée, l'escopette d'une main et la torche de l'autre. L'église d'Ydes fut pillée, le château et les environs de Saignes mis à sac, Neuvialle et la Roche-Hubert brûlés. Madic s'en tira, paraît-il, avec une occupation temporaire et une forte rançon. Charlus et Murat-l'Arabe échappèrent seuls à l'escalade et à l'incendie (1).

La deuxième période de 1370 à 1408 a un caractère moins sauvage : Le pays semble s'habituer à ces aventuriers, pillards, mais bons enfants ; il vit avec eux en relations journalières au moyen de *pâtis* ; il leur achète du butin, leur fournit des vivres... On serait peut-être tenté de trouver dans cette attitude un manque de patriotisme ; mais il ne faut pas perdre de vue que ces pauvres paysans étaient souvent abandonnés à leurs seuls moyens de défense, presque sans pain et sans abri, menacés à chaque instant de voir

(1) *Monographie de Charlus, déjà citée,* p. 40.

leur récoltes détruites, leurs chaumières dévastées, leurs femmes *efforciées*, leurs enfants emmenés captifs...

Dans de pareilles conditions, quelques défaillances passagères me paraissent bien excusables. Le bon duc Loys de Bourbon l'avait ainsi apprécié ; car, après avoir chassé les routiers de tout le pays et repris Charlus dans sa mémorable campagne de 1375, il s'empressa de leur accorder des lettres de rémission — sorte d'amnistie de l'époque — (1). Aussi sa mémoire est-elle restée vénérée dans nos contrées.

Les routiers ne tardèrent pourtant pas à reparaître avec le fameux Mérigot Marchès et se retranchèrent solidement à Charlus, dont leur chef s'intitulait capitaine. Les débats qui précédèrent l'exécution de ce gentilhomme limousin. devenu *Roi des pillards*, fournissent d'intéressants détails sur ses excursions dans la vallée et sur les relations qu'il avait su se ménager jusque dans la petite ville de Saignes. On sait par son interrogatoire subi au Châtelet de Paris le 11 juillet 1391 (2) qu'il avait « mucé (caché) en petits coffrez « ferrez ès rivière de Vendes (la Sumène) près d'Arches « à une lieue d'icelle ville du costé de devers le païs d'Au- « vergne », ses joyaux, ses trésors et toute sa vaisselle d'argent, que le chroniqueur Froissard évalue au chiffre évidemment exagéré de cent mille francs. Il s'était fait en plus *bailler* par le nommé Chapito, marchand à Saignes, outre une forte somme d'argent, une certaine quantité de drapt « *sur un chappel à bacinet couvert de perles* », qu'il

---

(1) Mazure. — *L'Auvergne au XIV siécle*, p. 318.
(2) Dupleix-Agier. — *Rég. criminel du Chatelet*, T. II, pp. 210, 211.

avait rapporté de sa campagne d'Aragon. Ce prêteur sur gages n'était autre que le père de Gérart de Chapitou, qui fit construire la tour du Chatelet, dont ses descendants prirent le nom.

Une période d'accalmie relative succéda à la guerre de cent ans. Les luttes religieuses, la Ligue et la Fronde ne se signalèrent dans cette partie de la prévôté de Mauriac que par des incidents sans importance. A peine retrouve-t-on dans les chroniques de l'époque quelques traces superficielles de l'agitation qui désola le reste de la province. Je me contenterai de relever :

1° L'apparition soudaine en 1569 d'un détachement huguenot échappé de la bataille de Moncontour sous la conduite de Lanoue et de Chouppes, qui après avoir fait capituler Bort, eut une vive échauffourée dans la plaine de Saignes avec un petit corps de l'armée royale commandé par le comte de Charlus et le seigneur de Murat-l'Arabe (1).

2° Quelques incursions isolées des soldats de Bourbon-Malause de 1574 à 1575 ;

3° Enfin le passage incognito du Prince de Condé, qui parti d'Agen le 24 mars 1652, avec une suite de huit cavaliers, coucha le 27 au château de Charlus et arriva le premier avril à Châtillon-sur-Loing, que le Roi venait de quitter. Ce voyage en sept jours à travers la France, à cheval et au milieu de difficultés de toute sorte, apparaît au Duc d'Aumale « comme une page détachée du plus extravagant des romans » (2).

(1) D'Aubigné. *Hist. Univ.*, T. III, p. 131.
(2) *Hist. des Princes de Condé*, T. VI, p. 130.

Dans l'intervalle, le comte de Charlus (Charles de Lévis) était devenu comte de Saignes en vertu de l'acquisition qu'il avait faite de cet ancien comtoirat, sur François II de Chabannes, dit *le Jeune*, son oncle, par sentence des criées de la Cour du parlement de Paris du 21 juillet 1629. Ce changement ne pouvait avoir pour Ydes aucune conséquence particulière. Les officiers du Commandeur continuèrent d'exercer la justice comme par le passé, tout en rendant à leur nouveau suzerain l'hommage traditionnel qu'ils lui devaient. Le seigneur Commandeur d'Ydes figure pour la dernière fois, dans l'aveu et dénombrement que le marquis de Castries fit au Roi le 27 janvier 1783 en qualité de comte de Charlus et de Saignes.

La révolution de 1789 a étendu son manteau égalitaire sur cette splendide vallée, encore toute hérissée de débris de tours et de ruines féodales. Des routes magnifiques ont remplacé les sentiers tortueux et ravinés d'antan et le touriste ravi s'arrête à chaque pas devant ce merveilleux paysage, car il n'a nulle part contemplé des eaux plus limpides, des prairies aussi fleuries, des ombrages plus touffus et d'aussi fraîches futaies couronnant de plus pittoresques sommets.

Impossible en un mot d'imaginer un cadre plus riche et plus varié à la fois. Ajoutez à tous ces charmes, la pureté de l'air, la douceur du climat, l'arôme pénétrant d'une végétation luxuriante au milieu de rochers gigantesques qui émergent çà et là d'immenses bouquets de verdure, enfin la ligne ferrée qui met la station à neuf heures de Paris et la rapproche de centres importants, tels que Clermont, Aurillac, Mauriac et Bort !!!

La compagnie d'Orléans a inauguré depuis quelque temps, à Vic-sur-Cère et au Lioran, deux grands hôtels, déjà trop petits pour les nombreux voyageurs qui les fréquentent. Salers, la perle des petites cités du moyen-âge, verra bientôt s'élever sur l'incomparable promenade de Barouze un coquet et confortable établissement.

Ydes, pour être la dernière venue, n'est pas la moins intéressante et mérite qu'on ne la néglige pas plus longtemps.

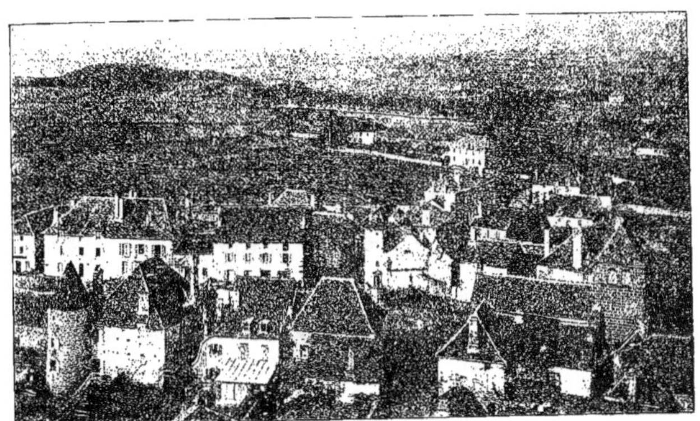

Saignes et la Vallée de la Suméne — Vue prise du Château

CHAPITRE II

**Nature du sol ; Propriétés physiques et chimiques
de l'eau ; Analyses ; Comparaison avec les eaux
étrangères analogues.**

Le CANTAL, comme le PUY-DE-DOME et les autres
départements du massif central, possède une grande quantité de sources minérales, très différentes par leur constitution chimique et leur température.

Une des moins connues, mais non des moins remarquables, est la source d'YDES, qui jaillit dans une des plus
belles régions de la HAUTE-AUVERGNE et qui possède
une minéralisation particulière.

La commune d'YDES, ainsi que nous l'avons dit déjà,
fait partie du canton de SAIGNES que la DORDOGNE
sépare du département de la CORRÈZE. La SUMÈNE
affluent de la DORDOGNE, la traverse dans toute sa
longueur de *l'Est à l'Ouest*.

Son altitude moyenne de 400 mètres dans la vallée,
atteint 500 mètres environ sur les côteaux qui s'élèvent en
amphithéatre; ce qui lui assure un air pur, un climat uni-
forme et doux, complètement analogue à celui de la *Li-
magne*.

Elle occupe la base *Nord-Ouest* du MASSIF CANTA-
LIEN et son horizon est borné au *Nord-Est*, à longue
distance, par les MONTS-DORE.

Avant d'entreprendre l'étude de l'eau elle-même, voyons
quel est le terrain d'où elle sort.

« On peut, *écrit M. Farges*, résumer en quelques lignes
la *Géologie* du CANTAL en disant que ce pays est cons-
titué en premier lieu par une vaste substruction de terrain
primitif. Un alignement orienté du Nord au Sud. que
quelques auteurs ont attribué à une immense faille et qui
est formé par des lambeaux de terrains houillers, y repré-
sente l'époque *secondaire*. Des dépôts sédimentaires s'y
sont opérés à l'époque *tertiaire*, puis un nouveau volcan
dont le cratère occupe à peu près le milieu du département
actuel y a accumulé ses produits éruptifs et ses laves. »

Il faut ajouter qu'aux époques *pliocène* et *quaternaire*, des
phénomènes glaciaires, par leurs mouvements, donnèrent
à cet ensemble de formations diverses, son relief actuel.

MM. WILLM et JACQUOT prétendent que les eaux
d'YDES s'écartent trop du type volcanique pour y être
rattachées.

Le bassin d'YDES comprend *trois sources* ; deux nais-
sent sur le territoire de la commune d'Ydes, au lieu de la
Jarrige, presque côte à côte ; la troisième sur le versant
opposé de la colline, tout près de SAIGNES.

De ces trois sources, une seule est exploitée, la SOURCE
SAINT-GEORGES.

Les deux autres, quoique tout aussi intéressantes, sont
peu connues.

La plus ancienne semble être la source de SAIGNES, ou source de RIBIER ; j'ai pu en retrouver deux analyses :

SOURCE DE RIBIER

L'auteur de l'article YDES, *au dictionnaire de Dechambre, 5e série, tome III, page 911 ;* après avoir copié textuellement les résultats de l'analyse du DOCTEUR NIVET, rapportée plus loin, nous dit très gravement que la source jaillit à 2 kilomètres de MAURIAC. Il est bien évident que *Monsieur Rotureau* n'a pas fait à pied le trajet qui sépare les deux localités, sans cela il se serait rapidement aperçu qu'il y a 25 kilomètres, dont 18 en côtes très dures.

ANALYSE DE LA SOURCE DE RIBIER

faite par le DOCTEUR NIVET DE CLERMONT-FERRAND *en 1852,*
(Dict. Stat. du Cantal, t. I, p. 449).

Carbonate de soude................	6 gr.096
Sulfate de soude....................	9 015
Chlorure de sodium................	7 380
Sulfate de magnésie................	1 212
Carbonate de magnésie.............	0 416
— de chaux................	1 951
— de fer....................	0 055
Silice et apocrénate de fer..........	0 144
Perte.............................	0 133
Total des matières salines par litre d'eau..	26 400

Si l'on suppose que les carbonates sont à l'état de bisels, on aura : bicarbonate de soude, 8.610 ; de magnésie, 0,620 ; de chaux, 2,744 ; de fer, 0,076.

Dans cette hypothèse, le total des sels s'élèvera à 29 gr. 932 milligr. On voit d'après cela que l'eau de *la source de Ribier* est un purgatif énergique qui pourrait au besoin remplacer les eaux de SEDLITZ, de PULNA et HU-NYADI-JANOS.

Pour la deuxième analyse de la source de SAIGNES, je l'ai trouvée dans l'ouvrage de *Monsieur G. Delfau : Hygiène et thérapeutique thermale, Paris, 1896, p. 284* ; je laisse la parole à cet auteur, en faisant remarquer qu'il a fait une confusion, au point de vue du nom, entre la source de SAIGNES ou source de RIBIER et la source d'YDES SAINT-GEORGES.

Il dit :

SAIGNES OU YDES *(Cantal)*

A 3 kil. de la station de *Saignes-Ydes* sur la ligne d'*Eygurande à Mauriac*, se trouve la source d'Ydes, qui porte aussi le nom de source DE RIBIER, du nom de celui qui la découvrit en 1818.

Cette eau est très remarquable par sa composition chimique, elle est comme les eaux de Bohême, à la fois *bicarbonatée sodique, chlorurée sodique* et *sulfatée sodique* ; elle est fortement minéralisée ; elle est très gazeuse et froide. La source n'est guère fréquentée que par les gens de la contrée, qui s'y rendent pour traiter des états bilieux et des fièvres invétérées.

ANALYSE DE LA SOURCE D'YDES

Acide carbonique libre	1gr.7760	
Bicarbonate de sodium	1	0398
— de calcium	0	9182
— de magnésium	0	9486
— ferreux	0	0140
chlorure de sodium	8	2069
— de magnésium	0	6162
Sulfate de sodium	9	2944
— de magnésium	0	7323
Silice	0	0650
Matières organiques	traces.	
	21	8354
POIDS DU RÉSIDU FIXE	20	9380

(Ecole des mines 1881).

Les récents travaux de captage faits par le propriétaire, Monsieur Chassan, pour augmenter le volume de cette source abandonnée, permettent d'espérer un résultat favorable.

SOURCE SAINT-MARTIN

La seconde source du bassin d'YDES est appelée la source *Saint-Martin*; elle coule dans l'établissement même et naît à sept mètres de profondeur. La détermination de sa température, faite le 26 juin 1890, a donné 12° centigrades et en mai 1901, j'ai retrouvé le même chiffre.

L'analyse fut faite à l'école des mines par M. A. Carnot, le 29 avril 1889, *bulletin 10494*.

COMPOSITION ÉLÉMENTAIRE :

Acide carbonique libre...............	0$^{gr.}$2650
— — bicarbonates......	2 2260
Acide arsénique	0 0010
Acide chlorhydrique...............	5 1100
Acide sulfurique...................	4 2330
Silice............................	0 0500
Protoxyde de fer	0 0023
Chaux............................	0 5920
Magnésie	0 4480
Potasse..........................	0 6500
Soude...........................	7 4060
Lithine..........................	traces sensib.
Matières organiques...............	traces.
Total...............	20 9833

COMPOSITION CALCULÉE .

Acide carbonique libre.............	0^{gr}·2650	
Silice...........................	0	0500
Bicarbonate de chaux.............	1	5220
— de magnésie..........	1	4350
— de protoxyde de fer....	0	0051
— de soude.............	0	5210
Sulfate de soude anhydre	7	5120
Arséniate de soude...............	0	0018
Chlorure de sodium	7	3830
— de potassium..........	1	0300
— de lithium............	trac. sensib.	
Matières organiques...............	traces.	
Total...........	19	7249

Monsieur Chassan, propriétaire des sources demanda l'autorisation à l'Académie de Médecine pour SAINT-MARTIN et SAINT-GEORGES.

Les essais furent très concordants pour la source Saint-Georges et l'autorisation fut accordée.

Pour la source Saint-Martin, son faible débit à cette époque, 52 litres par 24 heures ; la variation qui s'était produite dans sa minéralisation (diminution d'un dixième en une année) firent que la commission proposa et fit accepter par l'Académie de Médecine de refuser l'autorisation demandée.

ANALYSE DE LA SOURCE SAINT-MARTIN

rapportée dans le Bulletin de l'Académie de Médecine du 17 Mars 1891.

Acide carbonique libre...............	0gr.2400
Silice........................	0.0500
Bicarbonate de chaux...............	1.3105
— de magnésie.............	1.3320
— de fer....................	0.0021
— de soude.................	0.5013
Sulfate de soude.....................	6.9235
Arséniate de soude..................	0.0010
Chlorure de sodium..................	7.2050
— de potassium...............	0.9587
— de lithium..................	traces
Matières organiques.................	—
TOTAL..............	18gr.5241

De nouveaux sondages ont été faits depuis lors ; les travaux de captage ont été plus soignés et actuellement le débit de la source a considérablement augmenté.

Cette eau est purgative, agit rapidement et ne provoque pas de coliques.

Elle doit, à mon avis, lorsqu'on commence la cure en en prenant un ou deux verres, favoriser singulièrent l'action de l'eau de la source SAINT-GEORGES sur le tube digestif et le rein.

SOURCE SAINT GEORGES

Cette troisième source est la seule du bassin d'Ydes qui soit exploitée actuellement. Le débit moyen de cette source est de 518 litres par 24 heures et sa température varie de 10 à 11 degrés centigrades.

L'eau est incolore, inodore, absolument limpide, elle dégage de l'acide carbonique en assez grande quantité et laisse après un certain temps un dépôt ferrugineux dans le vase. Jusqu'à ces dernières années le débit était assez faible ; de nouvelles recherches l'ont considérablement augmenté, mais il n'a pu encore être calculé d'une façon exacte.

Différentes analyses ont été faites ; je les donne toutes par ordre chronologique.

Première Analyse

Elle a eu lieu en 1885 presque au moment où on a remis les sources à jour, dans le laboratoire de Monsieur CABAT, chimiste à Paris, elle n'a aucun caractère officiel et je ne la rapporte ici qu'au point de vue historique.

En voici les résultats, tels que les donne le *Numéro du 10 août 1885 du journal « l'Auvergne Thermale et Pittoresque. »*

Sulfate de Potasse.....................	0^{gr}.3566
Soude Anhydre.....................	5 4847
Chlorure de Sodium..................	5 5724
Bicarbonate de Soude................	9 4621
— de Magnésie.............	1 3836
— de Chaux................	0 3685
Protoxyde de fer....................	0 0560

Total de la minéralisation par litre.. 13^{gr}.6839

Deuxième analyse

Les eaux d'Ydes ont été analysées à l'Ecole des Mines de Paris, sous la direction de M. A. Carnot. — Suivant le bulletin délivré à la date du 29 avril 1889. n° 10,494, les analyses ont donné les résultats suivants, pour un litre d'eau minérale.

SOURCE SAINT-GEORGES

COMPOSITION ÉLÉMENTAIRE

Acide carbonique libre...............	0gr 4420
— — bicarbonates.........	1.1180
Acide arsénique.....................	0.0008

A reporter............. 1.5608

Report..............	1.5608
Acide chlorhydrique................	2.3000
Acide sulfurique....................	2.1830
Silice.............................	0.0380
Protoxyde de fer...................	0.0023
Chaux............................	0.1210
Magnésie..........................	0.2700
Potasse...........................	0.2690
Soude............................	3.6990
Lithine...................... traces sensibles.	
Matières organiques............... traces.	
TOTAL..................	10gr4431

COMPOSITION CALCULÉE

Acide carbonique libre..............	0g4420
Silice.............................	0.0380
Bicarbonate de chaux...............	0.3120
— de magnésie.............	0.8640
— de protoxyde de fer.......	0.0051
— de soude...............	0.5650
Sulfate de soude anhydre.............	3.8740
Arséniate de soude.................	0.0013
Chlorure de sodium.................	3.3510
— de potassium..............	0.4270
— de lithium......... traces sensibles.	
Matières organiques.............. traces.	
TOTAL...................	9gr8784

Troisième Analyse

Faite à l'Académie de Médecine le 17 mars 1891 ; à la suite de laquelle, sur le rapport de M. BOUCHARDAT, l'autorisation fut accordée.

Acide carbonique libre...............	o gr.4420
Silice...............................	0.0402
Bicarbonate de chaux.................	0.3100
— de magnésie.............	0.8600
— de fer..................	0.0030
— de soude................	0.5700
Sulfate de soude....................	3.8700
Arséniate de soude..................	0.0010
Chlorure de sodium..................	3.3620
Chlorure de potassium...............	0.4200
— de lithium...............	traces notables.
Matières organiques.................	
TOTAL.................	9gr.8760

Ainsi, nous dit Jean BÉAL dans sa thèse inaugurale (*Paris 1891*), à deux ans d'intervalle et à la suite d'expériences faites sur les eaux demeurées plus de 6 mois en bouteilles, la teneur en sel des eaux d'Ydes est restée la même à deux milligrammes près : On peut donc la considérer comme constante et invariable.

Quatrième Analyse

Nouvelle analyse par M. le Professeur Ed. Willm (1895)
Dosage de la lithine.

Sur l'avis du Comité consultatif d'hygiène publique de France, M. Ed. Willm, professeur de chimie à la faculté des sciences de Lille, chargé par le ministère de l'intérieur de la révision des analyses des eaux minérales françaises, après avoir visité les sources d'Ydes en 1894, a procédé, en son laboratoire, à l'analyse des eaux minérales transportées et, à la date du 9 juillet 1895, fait connaître le résultat de ses recherches, d'après lesquelles il a établi, ainsi qu'il suit, la composition de l'eau d'Ydes Saint-Georges.

Acide carbonique des bicarbonates...	1.1176
— libre..........	1.2433
TOTAL......	2.3609
Bicarbonate de soude..............	0.5275
— magnésie..........	0.9151
— chaux..............	0.2858
— ferreux.............	0.0072
SULFATE DE SOUDE..................	3.7658
— POTASSE	0.4037
— DE LITHINE..............	0.1092
CHLORURE DE SODIUM................	4.1143
Arséniate de soude................	0.0003.1
Iodures et Bromures.·.............	*traces*
Phosphates	*traces*
Silice............................	0.0447
Total des principes fixes par litre....	10.1736.1
Acide carbonique libre.............	1.2433
MINÉRALISATION TOTALE....	11 gr.4169.1

Si l'on compare l'analyse faite par M. A. Carnot en 1889 avec celle faite en 1895 par M. Willm on obtient les résultats suivants :

Composition calculée	M. Carnot 1889	M. Willm
Acide carbonique libre......	o gr. 4420	1 gr. 2433
Bicarbonate de soude.......	o » 5650	o » 5275
— de magnésie....	o » 8640	o » 9151
— de chaux........	o » 3120	o » 2858
— de protoxyde de fer ou ferreux.	o » 0051	o » 0072
Sulfate de soude anhydre....	3 » 8740	3 » 7658
— de potasse..........	o » 4270	o » 4037
— de lithine..........	*trac. sensib.*	o » 1092
Chlorure de calcium........	3 » 3510	4 » 1143
Arséniate de soude........	o » 0013	o » 0003.1
Iodures, Bromures, Phosphat.	*traces*	*traces*
Silice....................	o » 0380	o » 0447
MINÉRALISATION PAR LITRE..	9 gr. 8784	11 gr. 4169.1

A six ans d'intervalle, la composition des eaux d'Ydes n'a pas changé sensiblement, si l'on tient compte que l'eau de l'analyse a été puisée pour 1889 en hiver et pour 1895 en été.

On peut donc dire que la minéralisation de ces eaux est constante.

Les eaux *sulfatées sodiques, chlorurées sodiques purgatives* sont très nombreuses en France et à l'Etranger ; mais en parcourant le tableau qui va suivre on verra que les eaux à *la fois lithinées, chlorurées et sulfatées sodiques,* sont très rares en France. MIERS dans le LOT a 2 *gr.* 6 *de sulfate de soude* et à peine *un gramme de chlorure de sodium,* alors que YDES a 3 *gr. de sulfate de soude* et 4 *gr. de chlorure de sodium.* En Bohême, CARLSBAD est plus minéralisé qu'YDES. D'après l'analyse faite en 1879 par le professeur *Ernst Ludwig de Vienne,* on a comme minéralisation moyenne de ces sources

$$SO_4 \, NA^2 = 2 \text{ gr. } 4$$
$$NA \; CL = 1 \text{ gr. } 71$$

Il convient de faire remarquer encore une fois que la température de l'eau des sources de CARLSBAD varie de 33°9 à 72° 5 centigrades. Ce sont donc *des eaux chaudes pénibles à boire ;* il faudra les laisser se refroidir. YDES *Saint-Georges* ne présente pas cet inconvénient : une eau à 10° *est toujours absorbée facilement par les malades* et ne perd par le refroidissement aucune de ses qualités.

YDES possédant 3 gr. de $S.O^4 NA^2$ et 3 gr. de NA C.L agira plus vite que CARLSBAD et ne provoquera aucun trouble du côté de l'intestin. Le traitement ne sera pas interrompu et les malades ne seront nullement incommodés. — De plus YDES contient du *sulfate de Lithine 0 gr. 1092* et la plupart des eaux dont j'ai parlé n'en possèdent que des traces légères ou même pas du tout.

Le tableau suivant fera ressortir plus clairement encore la richesse comparative des eaux minérales d'YDES. Je l'ai dressé d'après les publications les plus récentes ; je donne les noms des auteurs de chaque analyse : ce qui permet d'en vérifier l'exactitude.

De Ribier 5

NOMS DES SOURCES	SULFATE de soude ou de magnésie.	CHLORURES de sodium potassium magnési.	TOTAL des principes fixes	GAZ acide carbonique	TEMPÉRATURE centigr.	AUTEURS DES ANALYSES
Saignes, source de Ribier.....	10.0267	8.8231	20.9380	1.7760	9°	Ec. des Mines 1881.
YDES, source St-Martin........	7.5120	8.4030	19.4599	2.4910	11°	A. Carnot.
YDES, source St-Georges.......	3 8740	3.7780	9.4374	1 5600	10°	A. Carnot.
YDES, source St-Georges.......	4.16 5	4.1143	11.4109	1 2133	10°	Ed. Willm.
EAUX SULFATÉES SODIQUES						
Carlsbad (Sprudel)...........	2 5571	1 0385	5.4592	0 7680	73°	Berzélius.
Franzensbad (Franz)..........	2.8500	0.9300	5.0200	»	8° 5	Berzélius.
Mariembad (Kreuz)...........	4.8214	1.4589	3.6530	1.8703	12°	Kerstern.
Miers (Lot)..................	2.6750	0.7700	5.3800	»	froide.	Boulley et Henri.
Plombières..................	0 0027	0.0092	0 2578	0.0126	71°	Jutier et Lefort.,
Evaux (Creuse)..............	0.7220	0.1734	1 3552	»	55°	O. Henry.
EAUX CHLORURÉES SODIQUES						
Hombourg...................	»	9 8690	13.9-66	»	11°	Dujardin-Beaum.
Kreuzuach (Elize)............	»	10 0764	12.1519	»	30°	Liebig.
Kissingen (Rakoczy)..........	0.5869	6 6129	8.7349	1 6321	11°	Liebig.
Uriage — sulfureuse..........	2.2550	7 2360	11.1290	»	22°	V. Gardy.
Balaruc....................	»	7 9440	10.1687	0 0084	47°	Béchamp.
La Bourboule...............	0.2084	3 0349	6.7479	0 0518	60°	J. Lefort.
St-Nectaire, Sce Mandon......	0.1788	2.4148	6 0500	1 5303	35°	J. Lefort.
La Motte Sce du Puits........	0 8900	4 0000	7.4100	»	»	Henry.
Châtelguyon (Gubler).........	»	3.1960	8.391	1 1120	32°	Magnier d.1. Sour.
EAUX PURGATIVES						
Friedrichshall..............	12.6661	12.8055	25.3766	0 0039	10°	Bauer.
Hunyadi Janos..............	32.0155	1.3050	35.0548	0 1330	variable	Liebig.
Sedlitz....................	32.5500	»	33.5760	0.5226	15°	Bouillon Lagrange
Pullna....................	28.9060	2.6000	32.0360	»	8°	E. Schwartz.
Montmirail (Sce Verte)........	14.3700	0.8300	17.3000	Néant.	froide.	O. Henry.

MARIEMBAD *(Kreuz)* est la source, qui, on le voit, se rapproche le plus d'YDES ; elle est un peu plus chargée en sulfates ; mais MARIEMBAD est en BOHÊME et il serait à souhaiter que nous cessions d'être tributaires de l'étranger sous ce rapport.

CHAPITRE III

Action physiologique

Les eaux d'YDES ne sont pas désagréables à boire ; le gaz acide carbonique leur donne une saveur acidulée qui domine et modère celle des sels ; elles sont absorbées sans répugnance par les malades et laissent dans la bouche une sensation de fraîcheur et un petit goût amer et légèrement salé qui ne persiste pas.

Elles exercent une action très marquée sur le tube digestif et sont très bien supportées ; je n'ai pas trouvé un exemple d'indigestion produit par elles.

Suivant la quantité absorbée leur action physiologique est très différente ;

A petites doses, elles sont surtout *apéritives*.

A doses plus élevées, elles sont *laxatives* et, point sur lequel j'insiste plus loin, *diurétiques*.

A doses plus fortes et rapprochées, elles agissent comme purgatif et alors la *sécrétion urinaire diminue proportionnellement avec la fréquence des selles.*

A jeun l'effet purgatif est plus rapide.

L'eau d'Ydes détermine une soif vive chez ceux qui l'absorbent, surtout durant les premiers jours ; mais cet effet ne dépasse pas ordinairement la première semaine de traitement.

Une première absorption de l'eau, même assez élevée, un litre par exemple, peut rester et reste souvent sans produire le moindre effet ; mais si le malade revient le lendemain à la source, l'effet de l'eau ne tarde pas à se faire sentir, — n'en absorberait-il qu'un ou deux verres, — et amène généralement deux ou trois selles séro-bilieuses et l'augmentation de la diurèse arrive dans les deux ou trois heures qui suivent.

Par le chlorure de sodium qui se rencontre partout dans l'organisme, elles augmentent les échanges nutritifs, facilitent la digestion et, chose importante dans l'affection qui nous occupe, augmentent aussi la production de l'urée excrétée.

DEHN dit également que le chlorure de potassium augmenterait le taux de l'urée.

La haute dose de sulfate de lithine que contiennent les eaux d'YDES, — équivalant par bouteille de 75 centilitres à plus de 10 grammes de carbonate de lithine, dose moyenne à laquelle ce sel se prescrit, — indique sa spécialité d'action dans le traitement des différentes affections d'origine arthritique, dans les déviations de la nutrition en général.

Mais il faut remarquer combien l'action de la lithine est favorablement secondée par la propriété laxative-diurétique de l'eau d'YDES, alors surtout qu'il est essentiel chez nos malades d'activer les fonctions du rein et de l'intestin.

ETAT DE LA STATION

Maintenant que nous avons vu ce qu'étaient les eaux
d'YDES, voyons quel est l'état de la station.

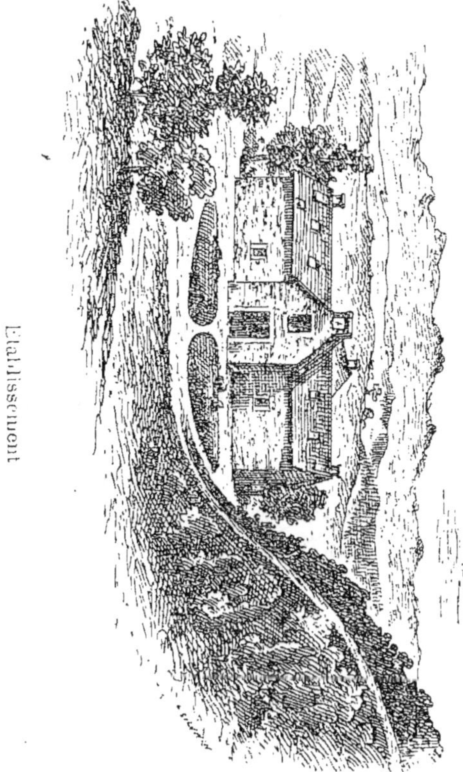

Quoique le propriétaire ait fait beaucoup, il reste beaucoup à faire.

L'établissement est une construction originale et coquette, composée d'un rez-de-chaussée et d'un premier étage ; c'est au rez-de-chaussée que se trouve la source ; l'eau est reçue dans deux grandes vasques en grès, un peu en contre-bas et auxquelles on aboutit par un escalier en pierre.

Le bâtiment principal est flanqué de deux pavillons annexes ; dans l'un est installé l'appareil à douches et dans l'autre (où devraient être les baignoires) se trouve le magasin. Quand j'étais à YDES, en mai 1901, les bains n'existaient pas et c'était grand dommage ; on m'a promis que huit baignoires seraient installées pour la prochaine saison.

Pour les malades, il existe encore un léger inconvénient: pas d'hôtel sur place; les plus rapprochés sont à SAIGNES (800 mètres).

Les routes sont bonnes et l'accès est très facile, grâce aux travaux de vicinalité exécutés dans ces derniers temps.

Les malades trouvent à SAIGNES, à BORT, au CHATELET D'YDES, de nombreux médecins dont la complaisance égale l'érudition et la haute compétence.

Aperçu Historique de l'Obésité

L'obésité a été connue de tout temps et est fort probablement contemporaine de la goutte; l'une et l'autre engendrées par le goût qu'ont pris, de bonne heure, les hommes aux plaisirs de la table.

Hippocrate nous dit que les maladies aiguës sont l'apanage des obèses.

Galien prétend que leur vie est courte.

Au dix-septième et au dix-huitième siècle on a beaucoup discuté en France, en Allemagne et dans tout le Monde

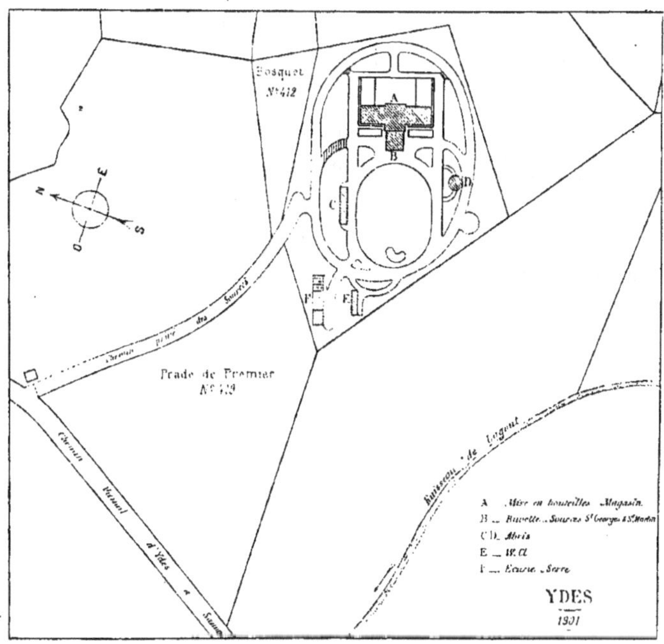

Plan de l'Etablissement et du Parc

Médical s'il valait mieux saigner ou purger les obèses, sans qu'une des médications arrivât à primer l'autre.

Pour trouver des ouvrages sérieux sur cette question, il faut arriver au début du dix-neuvième siècle avec Maccary à Gênes en 1811, Dardonville à Paris 1811, Percy et Laurent 1819, La Panouze 1857, de Raige-Delorme 1842.

Plus près de nous les documents sont plus nombreux ; nous citerons seulement les travaux de Dancel, Bouchard, Gubler, Philbert, Albert Robin, Mathieu, l'excellente thèse de Worthington en 1875, tout dernièrement une très bonne thèse de Javal et enfin la thèse de Leven où l'on constate avec regret que l'auteur ne parle pas du traitement hydrominéral.

De ce rapide aperçu historique il y a un fait à retenir, c'est que, à quelques exceptions près, le traitement de l'obésité par les eaux minérales, qui cependant donne de si bons résultats, est presque toujours mis au second plan, quand il n'est pas complètement négligé.

Etiologie

Dans cette thèse je n'ai pas à dire ce qu'est l'obésité. Les savants qui s'en sont occupés sont à peu près d'accord sur ce fait : à savoir que l'obésité est dûe à une *déviation de la nutrition* : donc *qui dit obèse, dit malade*.

Les causes de l'obésité sont nombreuses et bien connues ; il me semble qu'elles doivent influencer le traitement.

On peut les classer sous six catégories principales.

I. L'hérédité qui étend l'obésité non seulement à des

familles ; mais à des tribus, telles que les Hottentots et certaines peuplades des îles du Pacifique.

Cette prédisposition héréditaire peut en quelque sorte ne pas se manifester, rester à l'état latent ou ne se développer que sous certaines influences.

A) La plus importante chez certains : nourriture trop abondante, recettes supérieures à la dépense : égale augmentation totale du poids.

B) L'état sédentaire : religieux et religieuses cloîtrés, odalisques des harems de l'Orient, juives algériennes. Chez ces malades, il faut aussi ajouter la continence, quoique le fait puisse étonner pour les femmes des harems de l'Asie. (Il ne faut pas attribuer, toutefois, un rôle excessif à ces deux premières causes.)

C) Chez la femme toutes les étapes de la vie génitale :

L'apparition des règles,

Les accouchements ou les fausses couches,

La ménopause, peuvent être le point de départ de l'affection.

Les maladies des organes génitaux jouent aussi un rôle considérable. Et cela pour deux raisons :

1° Le repos est la règle dans tous ces cas et nous avons vu plus haut que le manque d'exercice est une des principales causes de l'obésité.

2° Pendant les différents actes de la vie sexuelle chez la femme, les oxydations diminuent.

II. — Certaines affections aiguës, en général toutes celles qui modifient la nutrition.

III. — Les climats humides. Les plus gros obèses se rencontrent en Hollande et en Angleterre ; il faut il est vrai tenir compte pour ces pays de la suralimentation carnée et de l'alcool et pour les Hollandais de leur vie sédentaire. On peut très vraisemblablement attribuer au climat chaud de l'Egypte les cas d'obésité très fréquents dans ce pays. Certaines formes qui paraissent être l'apanage des peuplades de l'Afrique centrale : Hottentots et Boschimans n'ont, selon toute probabilité, d'autre étiologie que le climat chaud et humide de cette région.

IV. — Les affections du système nerveux.

L'hystérie est accompagnée parfois de monstrueuses obésités (Teissier).

Le ralentissement de la nutrition est considérable dans l'hystérie. Le professeur Bouchard a démontré que le total de l'urée excrétée en 24 heures pouvait, chez un adulte, tomber à 3 grammes.

Leven pense que l'obésité résulte souvent d'une affection des centres nerveux, provoquant une déviation de la nutrition.

V. — Les troubles de la sécrétion biliaire.

Benecke pensait qu'une sécrétion trop abondante de la bile pouvait engendrer l'obésité.

Cohnheim pense au contraire que c'est le manque de bile qui favorise l'accumulation de la graisse dans les tissus en ne lui permettant pas d'être facilement oxydée.

L'accord n'est pas encore absolu sur cette question ; mais l'opinion de Cohnheim semble prévaloir aujourd'hui.

VI. — L'anémie enfin joue un rôle important dans l'étiologie de l'obésité, et le sang des obèses anémiés est pauvre en globules rouges et contient de la graisse et beaucoup d'eau. « Sérum ».

L'obèse, comme l'avait déjà remarqué Hippocrate, se trouve, par son état même, dans une disposition permanente de réceptivité vis-à-vis de toutes les maladies infectieuses en général.

Je n'insisterai pas davantage sur les causes et les complications de l'obésité et je passerai immédiatement au traitement.

CHAPITRE IV

Du Traitement Hydro-Minéral de l'Obésité

———

Dans ce chapitre je laisserai systématiquement de côté les différents autres traitements pour ne m'occuper que du traitement de l'obésité par les eaux minérales.

Maintenant que nous connaissons la composition chimique de l'eau d'Ydes ; voyons dans quelles circonstances les différents auteurs auraient pu prescrire la cure à Ydes ; si la petite station leur avait été plus connue.

M. E. DEMANGE, a l'article *Obésité* du dictionnaire de Dechambre, dit que Gubler a montré que les stations françaises de Brides, de Santenay, de Miers et de Vacqueyras-Montmirail pouvaient lutter avec avantage, dans le traitement de l'obésité, avec les stations allemandes de Carlsbad, Kissingen, Ems et Mariembad. — Cet auteur n'a pas l'air de soupçonner l'existence d'Ydes, qui cependant forme un article de ce même dictionnaire de Dechambre.

M. ERNEST LABBÉE dans le journal de thérapeutique, année 1876, écrit : « Aujourd'hui l'Allemagne ne jouit plus du monopole des cures hydriatiques de l'obésité, car notre station de Brides (Savoie) est aussi bien pourvue que

la plupart des eaux allemandes, que Mariembad en particulier, dont la réputation est aussi bien connue que justement méritée. »

Brides n'est plus seule aujourd'hui ; Châtel-Guyon jouit
aussi d'une réputation *justement méritée* et Ydes ne le cède
en rien à ces deux sœurs aînées.

M. ALBERT ROBIN nous dit : « L'hyperacidité des
tissus étant possible et même probable chez les arthritiques, c'est donc aux obèses nettement goutteux ou candi-
dats à la goutte que les alcalins conviendront surtout. Ils
conviendront aux obèses diabétiques............ l'expérience cependant a démontré que les eaux alcalines étaient
utiles à certains obèses. Il faut les réserver aux obèses *florides* manifestement arthritiques, aux hyperazoturiques
alimentaires : quant aux eaux purgatives, elles conviennent
surtout aux obèses avec gros foie et tendance à la pléthore
abdominale..... mais ce ne doit être qu'un accessoire du
traitement. »

Il semble résulter de ce qui précède que les eaux d'Ydes,
à la fois alcalines, purgatives, laxatives ; avec un traitement associé bien entendu, soient *cet accessoire* dont parle
M. Robin.

M. Robin, dans le *Bulletin de l'Académie de Médecine de
1891*, ajoute : « Mes recherches sur la balnéation chlorurée
sodique démontrent que celle-ci élève le coefficient d'oxy-
dation azotée, quand le bain contient trois pour cent de
sels. .»

« ... D'une façon générale les eaux chlorurées sodiques
conviennent aux malades dont le taux de l'urée est diminué. »

Par les observations qui suivent on peut vérifier l'exactitude absolue de l'affirmation de M. Albert Robin ; malheureusement aucun des malades que j'ai observés n'a pu prendre de bains, l'installation faisant totalement défaut.

M. MATHIEU interdit le traitement hydrominéral aux obèses anémiés, cachectiques, à ceux qui ont une tendance à l'insuffisance cardiaque, et nous ne pouvons que l'approuver. Il l'ordonne aux obèses florides et jeunes, recommande les alcalins aux goutteux et aux diabétiques.

Aux pléthoriques abdominaux, il conseille, avec un régime convenable, sous la direction du médecin : Carlsbad et Mariembad en Bohême, Brides et Châtel-Guyon en France et il constate avec plaisir, qu'on a institué dans les deux stations françaises une cure de l'obésité calquée sur celle de Mariembad.

Il préfère aux eaux du type Carlsbad, Kissingen et Hombourg qui peuvent donner lieu à des troubles digestifs, les eaux du type Tarasp-Schuls et Mariembad qui ne présentent jamais cet inconvénient. M. MATHIEU oublie de citer Ydes.

Je me contenterai de faire remarquer que la composition de l'eau de Mariembad, qu'il préconise est presque la même que celle de l'eau d'Ydes.

Le professeur BOUCHARD écrit : « Avant d'entreprendre le traitement d'un obèse, il faut connaître exactement le taux de sa nutrition. L'analyse qualitative et quantitative au moins de 24 heures, nous renseignera sur ce point ; si l'urée et les phosphates sont en excès on se gardera d'instituer le traitement oxydant........ Nous devons solliciter l'activité du foie pour plusieurs raisons:

parce que c'est un des agents de la destruction de la matière grasse, parce que la régularité de la sécrétion biliaire est indispensable au bon fonctionnement de l'intestin, les eaux salines purgatives : (Châtel-Guyon, Brides chez nous, — Kissingen, Hombourg, Carlsbad et Mariembad à l'étranger) agissent dans ce sens ».

« Les sels neutres, Röhrig l'a expérimentalement démontré, accroissent la production de la bile. Les eaux, qui comme Carlsbad, allient le carbonate de soude au sulfate de soude ont un double effet, celui de favoriser, en alcalinisant le sang, la dissolution interstitielle et la combustion de la graisse, car après avoir satisfait à l'indication de rétablir les mutations nutritives dans leur intégrité pour supprimer la prédisposition d'accumulation de la graisse, nous devons nous occuper de faire disparaître la graisse emmagasinée, en la brulant ou en l'éliminant, et enfin d'empêcher la graisse d'entrer dans l'organisme. »

M. Bouchard cite, Châtel-Guyon et Brides chez nous, il est évident que si Ydes avait été plus connue, il l'aurait citée en première ligne ; car, comme Carlsbad et Mariembad, Ydes allie les carbonates ou bicarbonates de soude au sulfate de soude.

M. H. BOURGES, *à l'article obésité du Manuel de Médecine*, nous dit que l'assimilation des matières grasses dédoublées en acides gras et en glycérine, facilement oxydables par la bile et le suc pancréatique, est sans danger pour l'obèse.

Il faut donc augmenter la sécrétion biliaire par l'emploi fréquemment renouvelé des sels neutres purgatifs, (Sulfates de soude et de magnésie) ; des eaux purgatives de Châtel-Guyon, de Brides, de Miers, de Montmirail, de Kissingen, de Hombourg, de Carlsbad, de Mariembad.

Comme toujours Ydes, inconnue de l'auteur, n'est pas citée et cependant, en dehors de ses propriétés laxatives, elle contient des carbonates alcalins et du bicarbonate de soude, qui, comme le dit plus loin M. Bourges, stimulent les combustions des graisses.

WORTHINGTON écrit, *dans sa thèse de 1875*, que dans le traitement de l'obésité, les alcalins occupent le premier rang et qu'il faut préférer les carbonates et les bicarbonates. On peut donner la médication alcaline sous forme d'eaux minérales : Vichy, Carlsbad, Mariembad, Ems, etc......... et il ajoute que les purgatifs répétés, si on pouvait les employer souvent, seraient un moyen rapide et efficace pour la réduction de l'obésité ; mais il craint l'action funeste des purgations trop fréquentes sur l'estomac et l'intestin.

Ydes réunit les deux conditions : eaux alcalines et légèrement purgatives, n'irritant jamais les voies digestives, même quand l'usage en est longtemps continué.

M. Gaston LYON : « Le traitement hyrominéral consiste en l'emploi des eaux sulfatés mixtes ; on envoie les obèses aux eaux de Brides, Châtel-Guyon, Carlsbad, Mariembad, Hombourg, Kissingen........ Les purgatives consistant à réduire la quantité d'eau contenue dans l'organisme et facilitent la circulation abdominale ; mais il ne faut pas en abuser, car elles peuvent déterminer des lésions graves atrophiques de la muqueuse gastrique (Hayem). Ces eaux sulfatées ne conviennent qu'aux obèses pléthoriques avec stases veineuses dans le système porte. Les obèses ánémiques et hydrémiques supportent très mal ce genre de cure. »

Dans sa nomenclature des différentes stations, M. Lyon ne mentionne pas Ydes, qui remplit pourtant les conditions voulues : eaux sulfatées mixtes, légèrement purgatives, par conséquent n'amèneraient pas de troubles du côté de la muqueuse gastrique. Comme lui je pense que les obèses anémiques ne doivent prendre l'eau d'Ydes qu'avec prudence bien que le chlorure de sodium exerce dans ce cas une action très favorable.

Dans ces derniers temps enfin le Dr JAVAL dans sa thèse inaugurale (*Paris 1901*) passe en revue les différents régimes employés pour obtenir l'amaigrissement, sans indiquer un régime exclusivement minéral, dont les résultats cependant sont si appréciables.

Le Dr GABRIEL LEVEN, suit son exemple, dans sa thèse. (*Paris 1901*).

En résumé, tous les auteurs que je viens de citer ne connaissent guère YDES que de nom, et encore ? Comment en serait-il autrement, car, sauf la thèse de Jean BÉAL (*Paris 1893*) personne ne s'est occupé de ces eaux, et jusqu'à ces derniers temps, l'installation était tellement défectueuse que le médecin hésitait à y envoyer ses malades.

Après avoir vu dans quels cas les auteurs conseillent aux obèses les eaux chlorurées-sulfatées-sodiques-purgatives ; je vais essayer d'exposer, en me conformant à leur enseignement, les cas dans lesquels les malades devront employer l'eau d'YDES SAINT GEORGES.

Les treize observations qui suivent, dont dix me sont personnelles, ont été prises avec le plus grand soin. Les analyses d'urine ont été faites suivant la méthode qu'emploie ordinairement M. A. ROBIN, grâce à l'obligeance de mon ami, F. Voisin, pharmacien, ancien interne de M. Robin, auquel j'en dois un grand nombre.

J'ai dosé l'urée par l'hypobromite de soude à l'aide de l'appareil employé par M. Albert Robin dans son laboratoire de la Pitié.

J'aurai voulu donner les courbes de l'urée excrétée pour chaque malade ; malheureusement ces observations faciles à l'hôpital, échouent devant le mauvais vouloir de certains malades en ville et j'ai dù souvent me contenter d'analyses assez distantes les unes des autres.

Tous les malades dont je rapporte les observations sont des obèses souffrant de leur état ; chez tous j'ai observé, après la cure à Ydes, un mieux sensible qui a persisté chez la plupart ; surtout chez ceux qui ont fait deux ou trois saisons.

A mon grand regret ces observations sont rares car la station d'Ydes, ne date que d'hier.

De l'Excrétion de l'Urée

Avant de citer mes observations, il me parait bon de résumer en quelques lignes les idées admises sur l'excrétion de l'urée, que j'ai dosée avec le plus de soin possible dans l'urine de mes malades.

Je suis arrivé à cette conclusion : *Le traitement par l'eau d'Ydes Saint-Georges, provoque chez les malades obèses pléthoriques une augmentation de production de l'urée qui varie en raison inverse du poids de l'individu.*

Le professeur CHARLES RICHET considère l'urée comme le produit principal de désassimilation des matières albuminoïdes ; et il paraît établi que le dédoublement des albuminoïdes par simple hydratation donne naissance à l'urée. (*A. Gautier*).

MM. VIAULT et JOLYET donnent comme excrétion de l'urée chez l'homme sain, en vingt-quatre heures, 22 à 43 grammes, moyenne 34 grammes environ.

Chez la femme la moyenne est de 25 grammes, ce qui donne en moyenne pour l'homme et pour la femme quarante à cinquante centigrammes par kilogramme de poids vif.

Un régime riche en albuminoïdes peut l'augmenter beaucoup : 80 grammes et même 100 grammes chez quelques diabétiques gros mangeurs.

Un régime farineux et herbacé peut faire tomber le taux de l'urée à 20 grammes et au-dessous. L'exercice musculaire paraît diminuer un peu l'urée, (*expérience de Tick et Wislicenus*).

En ALLEMAGNE où l'on boit davantage, le total de l'urée excrétée en vingt quatre heures est plus fort. Il est inférieur chez la femme.

L'enfant en excrète proportionnellement à son poids plus que l'adulte et l'adulte plus que le vieillard.

A PARIS, la moyenne est de vingt-cinq à vingt-huit grammes et moi-même j'ai trouvé chez les habitants du canton de SAIGNES (*Cantal*) vingt-et-un à vingt-trois grammes.

On a beaucoup écrit sur les variations de l'urée sous l'influence de certains agents : le chlorure de sodium, le tabac, l'iodure de potassium, le café, le thé, la quinine ; le sommeil la diminue ; le travail cérébral l'augmente. Le contraire a été affirmé également. Que conclure ?

Certaines affections du foie la diminuent presque complètement.

Ce qu'il y a de connu, c'est que l'ingestion d'une grande quantité d'eau l'augmente : La quantité d'eau d'Ydes absorbée par chaque malade en traitement est trop peu considérable pour qu'on puisse lui attribuer ce résultat qui se produit presque toujours et qui doit être attribué sûrement à l'action des sels qu'elle contient.

Le Professeur BOUCHARD a trouvé sur 59 malades obèses :

Trente fois l'urée diminuée.

Un quart des fois normale.

Un quart des fois l'urée augmentée.

Je n'ai pas eu à observer des moyennes complètement analogues : dans deux cas seulement j'ai trouvé l'urée normale, et dans aucun cas augmentée ; *sur dix malades je l'ai trouvée huit fois diminuée*. quelquefois d'une quantité considérable.

OBSERVATIONS

OBSERVATION I (Personnelle)

Amélioration qui persiste

Maria L..., âgée de 45 ans.

Père mort diabétique.

Mère rhumatisante chronique.

La malade, quand j'ai eu l'occasion de la voir souffrait depuis longtemps de crises néphrétiques.

Elle a fait plusieurs saisons à Contrexéville, Vittel, Salies de Béarn. — En dehors de ses crises, la malade, qui était d'une constitution robuste, allait bien.

Depuis quelques années elle présente un embonpoint considérable.

En 1896, elle commença à ressentir des troubles du côté de l'appareil digestif.

Crises de suffocations surtout après les principaux repas, d'abord assez espacées, puis continuelles.

Sur les conseils de son médecin elle se rend à Ydes et je constate alors :

Rien aux poumons.

Léger souffle systolique à la pointe du cœur, sans propagation.

Urines donnent : par jour.................. ...... 1.240 gr.
  —   Sucre............... .... .. traces. .
  —   Albumine................. traces.
  —   Urée................. .. 22 gr.

Poids : 93 kilogs.

La malade commence la cure le 17 juin.

Pendant deux jours elle prend trois verres le matin à jeun.

Au bout de ce temps se déclare une violente crise de coliques néphrétiques, qui se termine après 30 heures par l'élimination de deux graviers de la grosseur d'un pois le premier jour.

Les douleurs qui étaient très violentes cessent immédiatement.

Le lendemain la malade élimine quelques graviers très petits.

La cure qui avait été suspendue pendant quatre jours reprend alors et se continue pendant vingt jours sans interruption.

La malade arrive à prendre huit verres d'eau les cinq derniers jours.

Je l'examine alors et je constate :

Le souffle persiste,

Les crises légères d'oppression après le repas sont rares.

Plus d'étourdissements.

L'urine donne : quantité par 24 heures .. .. 1.400 gr.
  —   Sucre.................... .... traces.
  —   Albumine............. ..... 0 gr.
  —   Urée........... .... 25 gr.

La malade n'a pas eu d'autres crises de coliques néphrétiques.

Elle a dans son vase quelques graviers à peu près chaque jour.

Le poids est tombé de 93 kil. à 85 kilos 1/2.

Je revois la malade en 1897, 1898 et 1900, au moment où elle renouvelle sa cure.

Le mieux a persisté.

Plus d'essoufflement.

Plus de crises d'oppression après les repas.

J'examine chaque fois, avec soin, les urines et j'ai :

Cure de 1897 :

Le 1er juin, début :	Quantité d'urine par 24 h.	1.210 gr.
	Sucre....................	traces
	Albumine.................	0
	Urée.....................	24
Le 30 juin :	Quantité d'urine par 24 h.	1.580 gr.
	Sucre....................	traces
	Albumine.................	0
	Urée.....................	22
Le 15 juillet :	Quantité d'urine par 24 h.	1 305 gr.
	Sucre....................	Légères traces
	Albumine.................	0 gr.
	Urée.....................	28

Cure de 1898	26 juin (1er jour)	2 juillet	17 juillet
Urine de 24 h.	1.560 gr.	1.410 gr.	1.400 gr.
Sucre.......	quelques traces	traces	pas
Albumine ...	traces	traces	pas
Urée........	23 g. 1/2	27 gr.	30 gr.

Pas de saison en 1899.

Au début de la cure de 1900, le poids est de 87 kilos 1/2.

Cure de 1900	6 mai (1er jour)	15 mai	28 mai
Urine de 24 h.	1.240 gr.	1.370 gr.	1.445 gr.
Sucre........	traces	traces	traces
Albumine....	traces légères	pas	pas
Urée........	21 gr.	26 gr. 50	31 gr.75

Ls poids est tombé à 85 kilos le 15 mai et 82 kilos 850 gr. le 28 mai.

La malade a toujours un peu de sucre dans ses urines : mais les essoufflements ont complètement disparu, et elle n'a pas eu de coliques néphrétiques.

Les urines ne contiennent presque plus de graviers.

OBSERVATION II (Personnelle)

(Consultation de l'Hôpital Cochin)

Le nommé D..., âgé de 53 ans, marchand de vins, vient à la consultation du Docteur Lesage à l'hôpital Cochin en mai 1898.

Il se plaint d'être très gêné dans la marche, et de plus il est sujet depuis plusieurs mois à une constipation très opiniâtre.

A fréquemment des crises d'étouffement surtout après les principaux repas.

Alcoolique, pas de syphilis, un embonpoint énorme : 107 kg. 1/2.

A l'auscultation : Emphysème pulmonaire.

— Rien au cœur.

Pas de diabète, albumine traces. Quantité d'urine 1,320 gr. Urée en 24 heures 13 gr. 50.

Présente un tremblement caractéristique des doigts.

Est sujet à des pituites matinales.

Sur les conseils du Dr Lesage, le malade s'abstient d'alcool et ne boit plus qu'un litre de vin blanc par jour.

Il prend régulièrement tous les jours, pendant deux mois, un 1/2 litre d'eau d'Ydes Saint-Georges.

Pendant la première semaine rien de notable, sauf une légère diarrhée qui disparaît au bout de ce temps.

Pendant la seconde semaine les urines augmentent sensiblement (1,510 gr. en 24 heures). Le malade éprouve un grand soulagement, dit-il, car il va à la selle deux fois par jour régulièrement. Traces d'albumines. Urée en 24 heures, 14 gr. 25.

Les pituites sont beaucoup moins fréquentes.

Le malade ne revient qu'à la fin de la cinquième semaine.

La diurèse est très abondante ; les mictions assez fréquentes et le total des urines est de 1,450 gr. en 24 heures.

Les pituites ont disparu complètement.

L'albumine a notablement diminué et ne donne plus qu'un léger voile par la coagulation par la chaleur.

Urée : 25 gr. en 24 heures.

On pèse le malade et on constate que le poids le matin à jeun est de 104 kg. 500.

Le malade va régulièrement à la selle.

L'essoufflement moins sensible dans la marche.

Les crises de dyspnée rares après les repas.

On revoit le malade à la fin du 2e mois et on constate :

        Albumine........ .... Traces légères
        Urée..................... 29 gr.

Quantité d'urine 1,530 gr.

Poids : 101 kilos 200 gr.

Plus de crises de dyspnée.

Le tremblement des doigts persiste, mais très diminué.

L'appétit est excellent.

Les pituites matinales ont totalement disparu.

Depuis j'ai revu le malade et j'ai constaté que le mieux persiste.

Il a refait une cure à Paris en 1899.

Ici les urines ont augmenté de 210 gr., l'urée de 14 gr. 50, ce qui est considérable. Le malade a perdu 6 kg. 500.

OBSERVATION III (Personnelle)

Amélioration qui persiste

X...., rentier, âgé de 58 ans, arthritique.

Né de parents arthritiques.

D'une constitution très bonne ; n'a pas eu dans son enfance de maladie dont il se rappelle, sauf une rougeole à cinq ans.

Variole à trente ans qui n'a pas laissé de traces.

En 1880 le malade après être resté exposé, étant en sueur, à un courant d'air, est pris de sciatique de la jambe droite ; violentes douleurs nocturnes, mais sans lésions articulaires ; puis les douleurs gagnent le bras et pendant un mois le malade a recours à la morphine. Tout reste dans l'ordre après deux saisons à Néris les Bains.

Environ deux ans plus tard, le malade est ausculté à la suite d'une légère suffocation nocturne et on trouve de l'emphysème pulmonaire.

En 1892, nouvelle sciatique à la jambe gauche. — Electro-thérapie par courants continus — guérison après une saison de 21 jours aux eaux-chaudes (74°) de Chaudesaigues (Cantal).

En 1895 seulement, se sentant oppressé, quelques douleurs fulgurantes dans la jambe gauche et un embompoint des plus notables (130 kg.). Le malade, (il a 1 m. 79) sur les conseils de son médecin va prendre les eaux d'Ydes Saint-Georges.

21 jours : 6 jours, le matin à jeun .... 2 verres

—   —   —   .... 3 verres

—   puis tous les jours, un verre, en plus jusqu'à 5

—   verres.

Les urines donnent :

Avant la Cure : Sucre........ 0

—   Albumine..................... ... 0

—   Urée............................. 16 gr.

Après : Sucre........ .. ..,............'.... 0

— Albumine.......................... 0

— Urée.................................... 29 gr.

J'observe alors le malade, qui est de mes parents et je constate :

1° Que le poids est descendu à 117 kilos ;

2° Que l'essoufflement a presque complètement disparu :

3° Que les lourdeurs de tête qui suivent les deux principaux repas ont cessé.

Diurèse abondante pendant environ un mois encore, après la fin de la cure.

J'ai suivi depuis le malade et les améliorations se sont maintenues.

Après une deuxième saison en 1896, les essoufflements et petites crises de suffocation ont complètement disparu.

En 1899, le poids est de 115 kilos et pendant un mois chaque année, le malade prend par jour une bouteille d'eau d'Ydes en mangeant.

Rien au cœur, aucun trouble du côté de l'estomac.

Le malade a perdu 13 kilos et pendant ce temps le taux de l'urée s'est élevé de 16 gr. à 29 gr.

OBSERVATION IV (Personnelle)

Amélioration continue

La nommé H..., âgée de 41 ans, température arthritique.
Père mort à 86 ans.

Mère morte de péritonite à 41 ans.

Très maladive dans son enfance.

Deux pleurésies et quatre pneumonies avant 22 ans.

De; uis aucune affection aiguë.

Pas de tuberculose ; très grasse.

La malade est sujette à des crises d'asthme (1 à 2 par an).

Dilatation bronchique, crachats nombreux le matin, moule des bronches.

L'examen bactériologique démontre l'absence de bacilles de Kock.

En 189., la malade se plaint de vertiges, céphalées matinales, palpitations ; les crises d'asthme sont plus fréquentes.

Je l'examine et je trouve :

La pointe du cœur légèrement déviée à droite, un souffle systologique rude à la pointe sans propagation.

Le pouls est normal.

Les urines contiennent quelques traces d'albumine, pas de sucre.

Le médecin lui conseille les eaux d'Ydes.

En 1897, la malade fait une saison de 20 jours.

3 verres le matin à jeun.

2 à 4 heures du soir.

Je la vois deux mois après et je constate :

Albumine.........................	0 gr.
Urée.........................	42 gr. 1/2
Urine par 24 heures.....	1325 gr.

Plus de crise d'asthme.

Expectoration beaucoup moins abondante le matin. Plus de céphalée matinale, d'étourdissement. La gêne pendant la marche a disparu ; les crises de suffocation très rares.

Le souffle est sensiblement le même. L'état du cœur stationnaire.

Nouvelle cure en 1898, mêmes conditions.

L'amélioration continue et les étouffements ont totalement disparu.

La malade a maigri de 10 kilos.

Depuis lors, je l'ai revue souvent ; elle va bien ; elle a eu une grossesse et un accouchement normal; elle est enceinte.

Pas de traces d'albumine.

Continue les eaux d'Ydes, un mois sur deux. 2 verres par repas.

Urine, 1300 gr. Urée 42 gr.

Ici on observe que quand le poids diminue, le taux de l'urée augmente.

Je n'ai pu malheureusement avoir de l'urine au début de la cure de 1897.

OBSERVATION V (Personnelle

Hôpital de la Pitié

Le nommé Georges B..., âgé de 65 ans.

Entre à l'hôpital de la Pitié en juillet 1896 pour des palpitations et de l'essoufflement.

Père mort jeune, 42 ans, et autant que les indications du malade permettent d'en juger, albuminurique.

Mère morte tuberculeuse à 35 ans.

Un frère diabétique et obèse.

Maigre et frêle pendant sa jeunesse, le malade a eu une scarlatine à 8 ans, la rougeole quelques années après.

A dix-huit ans il a quitté la France pour aller habiter Murcie (Espagne). Le malade y a la dysenterie, dont il se remet assez vite, dit-il.

Il rentre en France et pendant son service militaire, a la syphilis ; il est mis en traitement ; depuis lors aucun accident de ce côté.

De Ribier

7

Très maigre jusqu'à 50 ans, il voit peu à peu son poids augmenter ; le ventre est énorme ; il éprouve la plus grande difficulté à marcher et à accomplir en général tous les actes de la vie végétative.

Son poids augmente dans des proportions considérables,et à son entrée à l'hôpital le malade pèse 131 kilos.

La face est boursoufflée et congestionnée.

Les jambes présentent le soir un léger œdème.

Appétit normal.

A l'auscultation du cœur on trouve un souffle systolique au foyer d'auscultation de l'artère pulmonaire.

Après un mois de séjour à l'hôpital l'essoufflement ayant disparu à peu près complètement, le malade retourne dans le Cantal, son pays d'origine.

Les urines examinées à l'hôpital donnent :

Quantité en 24 heures.............	850 grammes
Urée...........................	14 —
Sucre..........................	0 —
Albumine	traces

Au mois d'août suivant. 1896. le malade, sur mes conseils, fait une saison à Ydes.

Suit le traitement ordinaire et après un mois il a perdu 11 kilos sur 134 et les urines donnent :

Quantité....................	1150 grammes
Urée	26 —
Albumine...................	traces légères

Le malade continue de prendre les eaux d'Ydes pendant toute l'année chez lui à Paris. à raison de un demi-litre par jour aux repas.

L'essoufflement a presque disparu, les urines sont abondantes. Le poids n'a pas augmenté.

En 1998, nouvelle saison à Ydes.

À l'arrivée je vois le malade et je constate que la congestion de de la face a considérablement diminué.

Le poids est au début de la cure de 125 kilogs.

Les urines donnent : quantité en 24 heures . 1.050 gr.
       —   Urée.................... 23 gr.
       —   Albumine .... abondante.

Il suit de nouveau le traitement progressif et au bout de 28 jours; je constate :

Poids, 118 kilogs.

Urines : Quantité .... 1.240 gr.
    —   Urée .... 28 gr.
    —   Albumine .... abondante.

Le malade continue à faire l'usage des eaux d'Ydes à ses repas, quand il meurt de congestion pulmonaire en décembre 1898.

Voilà un malade qui après deux ans de traitement sur place ou à domicile a perdu 16 kilogs.

J'ai observé que le taux de l'urée montait de 14 gr. à 28 gr.

Malgré sa lésion cardiaque, le malade a très bien supporté le traitement.

OBSERVATION VI (Personnelle)

Obésité chez un enfant de onze ans.

Grande amélioration.

Le nommé G. D..., âgé de 11 ans, habite Paris. Il vient consulter le Docteur Frédéric de Ribier, en juin 1898.

Père mort diabétique, pesait, il y a deux ans, 110 kilos. Mère très grosse, pèse 78 kilos.

Un frère mort jeune probablement myxœdémateux.

L'enfant est énorme, pesant 52 kilos ; les membres inférieurs semblent œdématiés à première vue.

Il est très essoufflé au moindre mouvement, éprouve une grande difficulté à la marche

Gros mangeur.

Cependant l'état général est bon et sauf de fréquentes migraines l'enfant ne se plaint de rien. Il est sombre et taciturne : peu d'aptitude au travail et à l'étude.

Constipation habituelle.

A l'auscultation on ne trouve rien d'appréciable.

Le corps thyroïde est normal.

L'examen des urines donne :

$$Sucre................................ \quad 0$$
$$Albumine .... \quad 0$$

Les urines sont abondantes.

Le dosage de l'urée fait le 29 juin 1898 donne :

$$Par\ 24\ heures................... \quad 6\ gr.$$

Le traitement suivant est institué :

Lait, un litre par jour, légumes verts à volonté, 120 gr. de viande rôtie par jour.

Au bout de deux mois l'état étant resté le même et le poids n'ayant pas changé sensiblement, on donne au malade une capsule, puis deux, de tyroïdine ; ce qui n'a d'autre résultat que de lui occasionner des palpitations et des vertiges.

C'est alors en août 1898, que l'on essaye des eaux d'Ydes. Malheureusement le malade ne peut quitter Paris ; il prend donc à domicile, le matin à jeun, pendant un mois ;

Trois verres d'eau à 1/4 d'heure d'intervalle pendant 8 jours

Cinq —   —   —   —   8 jours

Six —   —   —   —   15 jours

On le pèse au bout de 8 jours et on trouve 51 kg. 1/2.

L'urée a légèrement augmenté, 6 gr. 700 en 24 heures.

On le pèse au bout de 15 jours. Poids, 50 kilos 200 gr.

L'urée n'a pas sensiblement changé.

A la fin du mois le malade pèse 46 kilos 800 gr.

Le taux de l'urée s'est élevé à 7 gr. 10 en 24 heures.

Il a pris de l'exercice (marche, bicyclette modérément), et le régime institué au début a été maintenu.

Le résultat obtenu a donc été une diminution de poids de 5 kilos 500 gr.

L'essoufflement provenant de la marche a presque complètement disparu.

Je revois l'enfant en 1898.

Il a légèrement grossi : 48 kilos au lieu de 46 kilos 590.

Il reprend de l'eau d'Ydes Saint-Georges dans les mêmes conditions et j'observe :

Après 15 jours : Poids, 45 kilos 800 gr.

     —   Urée,   8 gr. en 24 heures.

     —   Urines toujours abondantes.

Après un mois : Poids, 42 kilos 600 gr.

     —   Urée, 10 gr. 30

     —   Urines abondantes.

J'ai revu le malade en octobre 1899 ; il pesait alors 43 kilos 150 gr.

Il avait donc perdu, grâce aux eaux d'Ydes, 8 kilos 859 gr. en deux années.

Il va bien, n'est plus essoufflé et se propose de refaire une cure à Ydes même, l'an prochain.

Le taux de l'urée excrétée en 24 heures était monté de 6 gr. à

10 gr. 300 : chiffre qui se rapproche beaucoup du taux normal chez l'enfant (de 8 à 10 ans, 12 à 13 gr. Béclard, Physiologie).

OBSERVATION VII (Personnelle)

Amélioration qui persiste

La nommée X... âgée de 45 ans, tempérament adipeux, constitution robuste.

Parents arthritiques.

La malade est de tempérament arthritique.

Dans sa jeunesse, affections utérines à la suite de couches.

Présente actuellement une rétroversion utérine.

Suit les différentes villes d'eaux (Vichy, Saint-Sauveur, Royat, Néris-les-Bains);ne semble avoir retiré aucun résultat de toutes ces cures, sauf peut-être de Saint-Sauveur.

Tendance à la neurasthésie. D'une susceptibilité exagérée.

Cœur un peu gras.

Fonctions digestives excellentes, grand appétit.

Dilatation bronchique légère. un peu d'emphysème pulmonaire.

Son affection utérine l'empêchant de marcher, la malade présente un enbompoint considérable, qui depuis dix ans environ est allé en augmentant.

Sueurs d'une abondance extrême, diurnes et nocturnes.

A la suite des repas, elle est prise de légères suffocations.

Boit beaucoup d'eau, pas de diabète.

Pas d'albumine.

En 1896. la malade qui habite Paris, prend pendant un mois à deux reprises différentes, un litre d'eau d'Ydes par jour.

Ses petites crises de dyspnée après les repas se font beaucoup plus rares.

L'embompoint diminue notablement (sans que malheureusement j'ai pu savoir le poids exact).

Depuis, la malade a pris deux mois par an les eaux d'Ydes, dans les mêmes conditions que précédemment (un litre par jour) en mai et en septembre.

Je l'ai vue journellement ; les crises dyspnéiques ont complètement cessé après le repas.

Les sueurs sont beaucoup moins abondantes.

La soif moins vive.

Et l'embompoint a très sensiblement diminué (à la vue du reste).

OBSERVATION VIII (Personnelle).

Mlle X..., 23 ans. Présente un embonpoint considérable (70 kil).

Elle mange beaucoup, se plaint d'essoufflement et de lourdeur de tête ; difficultés à la marche et sueurs abondantes dès le moindre effort.

Père arthritique, asthmatique, nettement obèse.

Mère morte albuminurique, également très grosse.

Fait une saison à Ydes en juillet août 1895.

Je l'ai vue au début. L'état général ne semble pas bon ; digestions lourdes et pénibles, face légèrement congestionnée. — Mal réglée.

Urines = sucre...... 0
—   albumine ... traces.

Suit le traitement ordinaire ; absorption progressive d'eau jusqu'à six verres.

Il m'a eté malheurausement impossible de la suivre de très près.

Au bout d'un mois, le poids est de 62 kilos 800 gr., l'état général très amélioré, les urines plus abondantes, les digestions ne sont plus pénibles. L'essoufflement a considérablement diminué et les règles viennent régulièrement.

Voilà donc une malade qui après un mois de cure, mais à la source même, perd 7 kilos 200 gr. : ce qui est en somme un bon résultat.

J'ai revu la malade en mai dernier ; elle a refait une saison en 1890 et le poids est aujourd'hui de 59 kilos 100 gr.

OBSERVATION IX (Personnelle).

Amélioration chez une femme âgée

Madame C..., pensionnaire à l'Hospice des Ménages, soixante-cinq ans, père obèse, mère obèse ; a eu neuf enfants.

L'obésité a commencé peu de temps après son mariage.

Poids actuel, 107 kilos 350.

Marche très pénible, transpiration très facile et abondante.

Alimentation ordinaire.

Appelé auprès de la malade, je lui conseille, ne pouvant faire mieux, le traitement par l'eau d'Ydes Saint-Georges à domicile.

Et avant qu'elle commence j'examine ses urines qui donnent :

Urines de vingt-quatre heures 1310 c. c.

Sucre...................... 0.

Albumine................. 0.

Urée..................... 18 gr. 50 en 24 heures.

On commence par un demi litre d'eau d'Ydes Saint Georges par jour pour arriver à un litre au bout de huit jours et cela pendant trente jours.

Au quinzième jour les urines donnent :

Urines des 24 heures................ .... 1410 c. c.

Urée................................. 21 gr. 40.

Le poids est de 104 kilos 240.

Au trentième jour.

Urines des 24 heures...... .... 1500 c. c.

Urée................................. 23 gr. 80.

Le poids est de 102 kilos 100.

Cette malade a perdu 5 kilos 250 en un mois.

Les sueurs sont beaucoup moins abondantes et l'essouflement qui la gênait beaucoup a presque disparu.

OBSERVATION X (Personnelle)

Amélioration chez un homme de 72 ans

M. G... pensionnaire à l'Hospice des Ménages, salle Suare, n° 17. Soixante ans, très maigre jusqu'à 40 ans, est obèse depuis l'âge de cinquante ans. Il marche avec peine à la suite de luxation de la hanche survenue il y a dix ans.

Père diabétique, mère obèse.

Mangeait peu ; mais a bu beaucoup de bière autrefois. L'obésité est énorme, la marche presque impossible, la face fortement colorée, la respiration très gênée. Il a parfois des suffocations la nuit.

Rien d'anormal au poumon, ni au cœur.

Je conseille l'eau d'Ydes au malade et auparavant j'examine les urines.

Urines des 24 heures, 915 cc., très foncée avec d'abondants dépôts d'urates.

Sucre, traces.

Urée en 24 heures, 21 gr. 48.

Poids, 145 kilos.

Pendant deux mois le malade prend journellement aux repas cinq verres d'eau d'Ydes.

Au bout de 15 jours :

      Urines des 24 heures. .   1025 cc., moins foncées.

      Urée en 24 heures.....   23 gr. 10.

Poids, 143 kilos 100.

Au bout du premier mois :

      Urines des 24 heures. ..   1100 gr. encore foncées.

      Urée des 24 heures ......   23 gr. 20.

Poids, 140 kilos 900.

A la fin du deuxième mois :

      Urines des 24 heures..   1320 grammes, presques claires.

      Urée des 24 heures...   27 gr. 15.

      Sucre toujours quelques traces.

Poids, 133 kilos 250.

Après un mois de repos le malade se disposait à reprendre le traitement quand il mourut subitement.

En deux mois le poids était tombé de 145 kilos à 133 k. 250.

Et le taux de l'urée s'était élevé de 27 gr. 15,

OBSERVATION XI. — (In thèse J. Béal, Paris, 1893)

*Obésité consécutive à la fièvre typhoïde chez une femme de
25 ans. — Amélioration.*

Marie L...., domestique, ne présente rien dans ses antécédents
héréditaires ou personnels qui mérite d'être signalé.

Aucun membre de sa famille n'est atteint d'obésité, son père
paraît avoir souffert de coliques hépatiques; mais les renseignements fournis par la malade à ce sujet sont assez vagues.

Au mois de janvier 1891, cette femme devint enceinte pour la
première fois et après une grossesse qui évolua régulièrement,
elle accoucha spontanément le 20 octobre 1892 d'un enfant à terme
et bien portant. Les suites de couches furent physiologiques.

Un mois après son accouchement, c'est-à-dire vers le 29 novembre, elle vint à Paris et quelques semaines plus tard, atteinte de
fièvre typhoïde, elle rentra à l'hôpital Necker. La maladie suivit
son évolution régulière ; le traitement consista surtout en bains
froids.

La convalescence fût longue et pénible. La malade se trouvait
en effet dans un état d'émaciation très marquée : de 60 kilogrammes son poids était tombé à 47.

Peu à peu, cependant elle revint à son embonpoint primitif ;
mais chose singulière, à mesure que son état semblait s'améliorer
ses forces diminuaient. Elle se plaignait d'inappétence, de digestions diffici es, de crampes d'estomac et d'être constamment dans
un état de paresse intellectuelle très pénible. Le travail était impossible ; elle dormait fréquemment dans la journée surtout après
les repas de midi ; la nuit elle avait des accès de suffocation qui

l'obligeaient quelquefois de rester assise pendant plusieurs heures
sur son lit. Il s'était établi en outre une constipation pénible rendue plus tenace encore par l'emploi répété du sulfate de magnésie.

En même temps son embonpoint avait tellement augmenté,
qu'elle avait dû rejeter peu à peu ses anciens vêtements et que le
25 mai son poids avait atteint 78 kilogrammes.

Sa famille la pria de voir un médecin : celui-ci lui conseilla de
prendre un purgatif toutes les semaines et tous les jours dix gout-
tes d'iode ; il lui recommanda en même temps de faire le plus
d'exercice possible. La malade n'en ayant pas la force ne tint aucun compte de ce dernier avis.

Sous l'influence du traitement il se produisit une légère amélioration; mais quinze jours après, son état étant toujours très misé-
rable, elle vit le docteur T... qui lui conseilla de faire une cure de
trente jours avec de l'eau d'Ydes.

Voici quel fût son traitement. Le matin. ablution d'eau froide
sur tout le corps, promenade à pied la plus longue possible, deux
verres d'eau de Saint-Georges, un verre environ pendant le repas
de midi, un verre à quatre heures et deux le soir après le dernier
repas.

Suppression des aliments gras et des féculents.

Deux séances de massage d'un quart d'heure de durée sur tout
le corps.

Le traitement fut suivi régulièrement et sans accident. La constipation fût la première à disparaître. puis la tendance au sommeil
et l'apathie intellectuelle Quinze jours après elle n'avait plus de
suffocations pendant la nuit et le sommeil était devenu paisible
et régulier.

Cependant l'excédent de tissu adipeux ne diminuait pas sensiblement ; mais, comme après un mois de traitement, la plupart
des symptômes qui inquiétaient le plus la malade avaient disparu,
elle rentra dans sa famille où elle reprit son travail habituel.

Est-ce sous l'influence de l'amélioration des fonctions digestives ou bien faut-il attribuer ce résultat à un effet tardif des eaux ? Il serait difficile de le dire ; mais un mois après avoir repris son travail, c'est-à-dire, le 1er septembre, elle avait diminué de près de 24 livres et ne pesait plus que 64 kilos 600. Il n'existe plus de trace de ce malaise passager, si ce n'est une légère constipation qui a d'ailleurs de la tendance à disparaître et que la malade corrige facilement en ajoutant chaque jour au vin de ses repas un demi litre d'eau de St-Georges.

OBSERVATION XII (In thèse J. Beal, Paris, 1893).

Obésité avec troubles dyspeptiques chez un homme de 45 ans.
Amélioration.

Le nommé Jules V.. , de Ch... âgé de 45 ans, exerce la profession de voyageur de commerce depuis 10 ans, mais seulement pendant la durée de l'hiver; il s'occupe l'été de travaux agricoles.

Jusqu'à 35 ans, cet homme a été bien portant, son poids était de 65 kilog. environ; mais à partir de 1881, il s'adonna, à l'occasion de sa nouvelle profession, à des habitudes d'alcoolisme qui ne tardèrent pas à provoquer du côté de l'estomac des troubles divers, s'améliorant sensiblement pendant l'été lorsqu'il reprenait ses anciennes occupations et qu'il cessait de boire.

L'inappétence fût le premier symptôme à se manifester, puis vinrent les digestions longues et difficiles, renvois acides, pyrosis le matin ; en un mot, il présenta successivement les signes de l'intoxication alcoolique. Il ne s'en préoccupa pas beaucoup et il coutinua sa vie sans changer ses habitudes : comme il prenait de l'embonpoint, il croyait au contraire que sa santé s'améliorait.

Mais peu à peu il perdit complètement l'appétit; les maux de tête devinrent presque continus, bouffées de chaleur au visage après les repas ; oppression extrême à la suite d'une marche un peu longue et constipation à peu près habituelle.

Il avait pris un embonpoint excessif et au mois de septembre 1891, il pesait 106 kilos, ce qui étant donné sa taille (1 m. 62); constituait chez lui une véritable infirmité. Il mangeait très peu et la marche lui était devenue à peu près impossible.

Le traitement fut commencé vers le milieu de septembre, il consista simplement dans l'ingestion d'un litre d'eau d'Ydes pris dans la matinée. La dose fut augmentée progressivement jusqu'à huit et même dix verres pris dans le courant de la journée.

L'effet purgatif fut largement produit dès le début et continua jusqu'à la fin du traitement.

Sous l'influence des eaux, les troubles dyspeptiques s'amendèrent assez vite ; l'appétit devint meilleur ; les maux de tête, après les repas, moins intenses ; les digestions plus courtes et plus faciles.

Au bout de quinze jours, son poids avait diminué de 3 kilos 500. Au milieu d'octobre, il ne pesait que 98 kilogs.

Depuis ce moment, l'amélioration ne s'est pas démentie et comme cet homme a perdu peu à peu ses anciennes habitudes d'alcoolisme et qu'il mène une vie assez active, il est probable que la guérison sera définitive.

Au mois d'août 1893, il a fait sans cesser son travail une nouvelle cure d'un mois. Son poids est tombé à 91 kilogrammes.

OBSERVATION XIII (In Thèse J. Béal, Paris 1893)

*Obésité chez un jeune homme de 24 ans. — Diminution de 12
kilogrammes après deux mois de traitement.*

Paul N..., âgé de 24 ans, employé à la Banque de France, est
atteint de polysarcie.

Antécédents héréditaires. — La mère de ce jeune homme a toujours été bien portante.

Son père, aujourd'hui âgé de 57 ans, a eu à partir de l'âge de 40
ans plusieurs attaques aiguës de goutte. Son affection, passée
maintenant à l'état chronique a atteint successivement les articu-
lations des deux pieds : ceux-ci sont déformés, la marche est difficile.

Deux frères âgés de 18 et 16 ans, rien à noter.

Antécédents personnels. — A 8 ans, coxalgie droite ; le malade
est soigné à la campagne ; traitement par l'immobilisation. Guérison. Il subsiste seulement une claudication peu marquée qui ne
gêne pas la marche mais qui l'a fait dispenser du service
militaire.

Sa taille est de 1 m. 71 cent. ; son poids à 20 ans est de 65 kilos
environ.

Début. — A 21 ans, ce jeune homme, dont la santé avait toujours été assez bonne à partir de l'âge de 10 ans, éprouve quelques
troubles digestifs sans gravité auxquels il ne prête pas une grande
attention. Ces troubles persistent pendant une année avec une in-
tensité variable ; mais sont notablement améliorés par l'hydrothé-
rapie et les alcalins.

Bientôt il s'aperçoit qu'il grossit beaucoup, ses vêtements le gênent, il éprouve de la fatigue pendant la marche. a des palpitations et des essoufflements fréquents. Son médecin lui prescrit du bromure de potassium : l'usage du médicament produit son effet sur les palpitations ; mais l'embonpoint augmente toujours si bien qu'à 23 ans, c'est-à-dire en 1892, son poids a atteint 82 kilog. ; il avait augmenté de 34 livres dans l'espace d'une année.

Justement préoccupé de cet état et l'attribuant à la vie sédentaire qu'il mène, il s'astreint à des marches pénibles qui le fatiguent; mais ne font pas disparaître cet excès de graisse.

Au mois de septembre, il passe plusieurs semaines à la campagne, prend beaucoup d'exercice ; mais sans en retirer un bénéfice notable.

Il reprend à Paris ses occupations antérieures, son état s'aggrave toujours et pendant l'année 1892-1893, il augmente encore de 12 kilogr. ce qui porte son poids total à 94 kilogr. L'état général est toujours bon, l'appétit bien conservé. Dans son désir de se débarrasser de sa désagréable infirmité, il règle ses repas de façon à manger peu et à manger sans boire. Pas d'amélioration.

Au mois d'août, il fait à Vichy une saison de trois semaines et, autant sous l'influence du traitement thermal que du régime de privations qu'il observe, il obtient une légère diminution de poids; mais l'amélioration ne se poursuit pas, et désespérant de guérir, il abandonne tout traitement.

C'est alors que le Dr A. Béal lui conseille les eaux d'Ydes.

Tous les matins à jeun deux verres d'eau de la source Saint-Georges, à 9 heures douche en jet brisé sur tout le corps, promenade à pied d'une demi-heure, un verre à midi, nouvelle promenade, enfin deux verres dans la soirée.

Suppression des féculents et des aliments gras.

Il commença le traitement le 20 septembre et le continua sans interruption jusqu'au 18 octobre. Au début diarrhée légère.

Le 30 septembre, diminution de 1 kilogramme.

Le 10 octobre   —   3   —

Le 18 octobre   —   5   —

En un mois, son poids avait baissé de 9 kilos ; de 96 il était tombé à 87. Le traitement est suspendu pendant quelque temps ; il le reprend de lui-même le 1ᵉʳ novembre et le cesse le 15, parce qu'il était survenu un peu de fatigue.

Nouvelle diminution de 3 kil. Poids : 84 kil.

Depuis ce moment, l'amélioration ne s'est pas démentie, — il subsiste seulement une légère constipation.

CONCLUSIONS

——

I. — LES EAUX D'YDES *Saint-Georges* sont des eaux *sulfatées-lithinées, chlorurées-sodiques, gazeuses, froides.*

II. — Ingérées à doses progressives, *elles provoquent en même temps qu'une diminution du poids du malade, une augmentation de l'urée excrétée et une augmentation de la diurèse.*

III. — C'est aux *sulfates de soude et de lithine* surtout, aux *bicarbonates* et aux *chlorures* ensuite, que l'on doit attribuer leurs effets physiologiques.

IV. — Ces eaux me paraissent utiles dans le traitement de certains troubles de la nutrition, de l'OBÉSITÉ en particulier. Elles agissent sur les affections qui lui sont généralement liées ou qui en sont la conséquence : *dyspepsie, diabète, goutte, lithiase rénale et biliaire,* en un mot sur *l'arthritisme.*

V. — Les eaux d'YDES sont surtout indiquées dans le traitement de l'Obésité *par défaut de désassimilation,* où elles agissent en augmentant considérablement l'excrétion de l'urée.

VI. — Très rapprochées comme minéralisation de

BRIDES *(Savoie)* de CARLSBAD et de MARIEMBAD *(Bohême)*, YDES pourra remplacer ces différentes stations et les malades en retireront d'aussi bons résultats. La situation plus centrale d'YDES doit-être aussi considérée comme un avantage ; et enfin — et c'est ici que je termine — puisque nous avons des eaux aussi efficaces, si non plus, contre l'affection qui nous occupe ; il n'est pas besoin d'insister pour démontrer qu'à tous les points de vue, il y a avantage à envoyer nos obèses à YDES en FRANCE, plutôt qu'à MARIEMBAD en BOHÊME !

BIBLIOGRAPHIE

Académie de Médecine. — Bulletin du 17 mars 1891.

Alfriq. — De l'action des eaux d'Aulus dans le traitement de l'obésité (*Bull. soc. de méd. prat. de Paris* 43-48 Paris 1881).

Audigier. — Histoire ms. d'Auvergne : Bibl. nat. ms. 40 11478.

Aumale (Duc d'). — Histoire des princes de Condé.

L'Auvergne historique. — Riom U. Jouvet 1901.

La Haute Auvergne. — Tome II. Aurillac 1900.

Banting (W) Letter on corpulence addrefsed to the public. Lon-
dres, 1864 et 1869 (Trad. française, Paris 1864 et 1874.

   — A eure of. corpulence, Brithish med. journ., 1864 (Trad.
française, Paris 1865.

Basch (Von). — Die Entfettungscur in Maricubad. Ein Beitrag.
zur thérapie der Kreislanfstörungen (Centrabbl. f. d. ges. Thérap. III, 241 ; 289, Wien, 1885.)

Bass (G). — Diss. de obésitate nimia Enfordiæ, 1740.

Baylac (J). — Du traitement de l'obésité. (*gaz. hebdomadaire de
m. et de ch.* du 7 avril 1901.)

Béal Jean. — Etude sur les Eaux Minérales d'Ydes (Cantal),
Paris Steinheil 1893.

Béclard. — Traité élément. de Physiologie humaine, Paris 1870.

Beddoes (S). — Observations and conjectures on the scurvy, on
obesity, etc., in his observ. on the nature and cure of calcu-
lus, etc., 41-169, Phila., 1815.

Bérault. — Ergo prœstat gracilem esse, quam obesum (in-4°,
    Parisis, 1620).

Blachez. — De l'obésité. Gaz. hebd. de méd. 2e sem., XII, 33-35,
    Paris 1875.

Boinet. — Un mot sur l'amaigrissement par le fucus vesicolusur,
    (*chêne marin*), Gaz. d'hôp., XXXVI, 55. Paris 1863.

Bouchard. — Maladies par ralentissement de la nutrition (Paris
    1885).

    —   Traité de Pathologie générale (Paris)

    —   Traité de Médecine (Paris 1897).

Boudet (*M*). — Registres consulaires de Saint-Flour (Riom, 1900).

Bouillet. — Description de la Haute-Auvergne (Paris 1834).

    —   Nobiliaire d'Auvergne (Clermont-Ferrand, 1851.)

Bourges. — Article « Obésité » in Manuel de Médecine (Paris,
    1898).

De Brieude. — Observations sur les eaux thermales de Bourbon-
    l'Archambault, de Vichy et du Mont-Dore (Paris, Freullé. 1788).

Bulletin de la Société Historique et Archéologique de la Corrèze,
    1879 à Brive.

Burin des Roziers. — La baronnie de la Tour d'Auvergne (Cler-
    mont-Ferrand).

C... — Coup d'œil sur le traitement curatif de l'Obésité, Bul.
    gén. de Thérap., LXVI, 433-439, Paris 1834.

Caillaud (*L*.). — De l'Obésité (Thèse de Paris, 1865).

Chambers (*E. K*.). — On corpulence. *Lancet*, Lond., 1850.

Chéron. — Le traitement de l'obésité. *Bull. méd*., 8, 11 nov.,
    Paris, 1896.

Clavein. — De l'obésité. Th. de Paris, 1855.

Comby, *J*. — Traité des maladies de l'enfance, Paris, 1895.

Dancel. — Traité théorique et pratique de l'obésité, avec plusieurs
    observations, etc. (Paris, 1863).

—   Coup d'œil sur le traitement curatif de l'obésité (*Bull. de Thérap.*, 30 mai 1864).

Darsonville. — Dissertation sur l'obésité. Th. de Paris, 1811.

D'Aubigné. - Histoire Universelle.

Debove. — Influence de la quantité d'eau ingérée sur la nutrition, *Soc. méd . des hôp.*, Paris, 1885.

Delfau. — Hygiène et thérapeutique thermale. Paris, 1896.

—   ' Hygiène de l'Obèse. Paris, 1897.

Demange — Article « Obésité ». *Dictionnaire Dechambre*, 2ᵉ s., XIV, 5-28, Paris, 1880.

Dheur. — Comment on se défend contre l'obésité. Paris. 1901.

Down (Langdon H.) — On polysarcia and its treatment. *Lond. Hosp. Rep.*, I. 97-103, Lond., 1864.

Dubourg. — Recherches sur les causes de la polysarcie. Th. de Paris. 1864.

Dupleix-Agier. — Registres criminels du Châtelet de Paris. Paris, 1861.

Ehrlich. — De obesorum ad mortem proclivitate. *Hal.*, 1730.

Farges et *Marcellin Boule.* — Le Cantal, guide du touriste, du naturaliste et de l'Archéologue. Paris. 1898.

Frurot. — Essai sur l'obésité. Th. de Paris, 1807.

Fleckler. — Zur balneotherapie der Diabetes mellitus, mit besonderer Berücksichtigund der Wirksamkeit der Carslbader Thermen gegen dieser Loiden (*Deutsche Klinik*, n. 9 et 10, 1871).

—   Zur Balneothérapie der Diabetes mellitus mit Rücksicht auf die saison 1865 in Karlsbad (*Berliner Klin. Wochenschr.* Bd. III, n° 29, 1866).

Flemyng-Malcolm. — Discourse on the nature and. eure of. of. corpulency. London, 1757, 1760, 1810.

Foubert. — Traitement de l'obésité par les eaux chlorurées sodiques et par l'eau de mer en particulier. (Paris in-8° 1869),

Fouilhoux (Louis)— Essai sur les variations de l'Urée (Thèse de Paris 1874.)

Galien. — Œuvres.

Geoffroy (R). — Causes et traitement de l'obésité. Paris 1866.

Geoflroy. — Dict. de l'Ancienne langue française.

Grégoire de Tours. — Histoire des Gaules. (Edition de 1568.)

Gubler. — Cours de Thérapeutique, 1876.

Heilly (d'). — Article « obésité » *Dictionnaire Jacoud*, XXIV, 226-24 Paris 1877.

Hippocrate. — Œuvre complètes.(trad. Littré).

Hirsch. — A contribution to the treatment of. obésity. *Med. Time and. reg. Chila.*, 1897.

Jacoby. — Influence de l'eau d'Apenta sur l'obésité. *Journal de Méd. de Paris* 1897.

Jamieson (*W -A.*). — Note on the successful treatment of obesity, *Edin., M. J..* 1890, 1891.

Javal. — De l'obésité, hygiène et traitement. Th. Paris, 1901.

Kisch. — Zur Balneotherapie der Fettsuch, *Pest. med. chir. Presse*, XVII, 279-281, Budapest, 1881.

— Die cur der Feittleibigkeit in Marienbad, Ztschr. f. Therap. *m. Einbzghng d. Elec. u. Hydrotherap.*, II, 78, Vienne 1881 et *med. Chir. Centralb.*, XIX, 566, Vienne, 1884.

— Die diät bei einer Marienbader Entfettungscure, *Therap. Monaish.* Berlin, 1890.

Labat. — Rapport sur un mémoire de Schindler. Du trait. de l'obésité à Marienbad. *Ann. Soc. d'hydrol. méd.*, XV, 122, 210, 229, 273. Paris, 1869.

— Observation relative au traitement de l'obésité par les eaux de Marienbad, communiquée avec présentation de la personne qui en est le sujet, *Ibid.*, XVI, 86, 89.

Labbée (*E.*). — Traitement de l'obésité. *Journ. de Thérap.*, III, 342, 383, 427, 463, 501, 549, 585, 620, Paris, 1876.

Lancereaux. — L'obésité, ses conditions étiologiques et patho-
géniques, *Union Méd.*, XXIV, 845, 893, 909. Paris, 1877.

Langlois et de Varigny. — Nouveaux éléments de physiologie.
Paris, 1893.

Lapicque (L.) et Richet (Charles). — Article « Aliments » *Dict.
de Physiol.*, I, 294.

Le Gendre. — Pathogénie de l'obésité. *Gaz. des Hôp.*, Paris 1897.

Lender. — Bad Kissingen bei Diabeter und Fettsucht. *Deutsche
med. Ztg.*, VII, 705, 715. Berlin, 1886.

Leven. — Rapports du système nerveux et de la nutrition de
l'aliment : obésité, *Compte-rendu Soc. de Biologie*, 8ᵉ s., IV,
765, 768, Paris, 1887.

     — (Gabriel). De l'obésité. Th. de Paris 1901.

Littré. — Dict. de la langue Française, Paris 1883.

Lutaud. — Le traitement de l'obésité chez la femme. *Revue obst.
et gynécol.*, Paris, 1896.

Lyon (Gaston). — Clinique thérapeutique, Paris 1899.

Maccary. — Traité de polysarcie. Gênes et Paris, 1811.

Mac-Kee (E.-S.). — Obesity in its relation to menstruation and
conception, *Am. G. Obst.*, N.-Y., 1891.

Maragliano. — La cura della polysarcia, *Gaz. d. osp.*, Milano,
1896.

Marcuse (H). — De obesitate nimia, Berolini, 1879.

Mathieu. — Article « obésité » du traité de thérapeutique appliquée (Paris 1895).

Mazure. — L'Auvergne au xivᵉ Siècle, (Clermont-Ferrand 1845).

Mémoires de la Société des Antiquaires de France, Paris, Tomes
V et VIII.

Minel (C.-C.) — De l'obésité. *Th. de Strasbourg, 1859.*

Moelle (T.) — The treatment of obesity. *Chicago, M. Rec., 1893.*

Noyer (*Victor*). — Lettres topographiques et médicales sur Vichy, ses eaux minérales et leur action thérapeutique sur nos organes. (*Clermont et Riom, 1833*).

Panouse (*Léon de la*). — Traité de l'obésité, *1837*.

Paul (*C.*) — Sur le traitement de l'obésité, *Bull. et mém. soc. méd. d'hôp., III, 230-242. Paris, 1886*.

Percy et Laurent.—Article « Obésité ».*Dictionnaire des sciences médicales, XXXVII, 1-10. Paris, 1819*.

Philbert (*E.*). — Trait. de l'obésité et de la polysarie. *Thèse de Paris, 1874.*

— Du traitement de l'obésité aux eaux de Brides. *Ann. de la Soc. d'hgdrol. méd., Paris, 1875*.

— Un traitement de l'obésité aux eaux de Brides. (*Ann. de la de la Soc. d'hydrol. Paris, 1876*.

— Observation d'un cas de polysarcie traité aux eaux de Brides. *Bull. de méd. prat., 154-157. Paris, 1877*.

— De la cure de l'obésité aux eaux de Brides. *Vichy méd.*, II, 365 369, 1879.

— Du traitement de l'obésité chez les enfants et les adolescents par les eaux de Brides-les-Bains. *Ann. Soc. d'hydrol. méd.*, XXXI; 510-523, Paris, 1886.

Plicque. — Le trait. de l'obésité. *Gaz. méd.* de Paris, 1894.

Proust et A. Mathieu. — L'hygiène de l'obèse. Paris 1897.

De Ribier du Chatelet. — Dictionnaire statistique du Cantal. Aurillac 1857 et 1824.

De Ribier (René). — Les eaux d'Ydes. *Auvergne thermale et pittoresque* du 10 août 1885.

Richardière. — Etiologie et pathologie de l'obésité. *Un. méd.*, Paris, 1896.

Robin (Albert). — Trait. de l'obésité. *Bull. gén. de Thérap*, CXXXIII, Paris, 1897.

— Traitement de l'obésité. *Bull. de l'Académie de médecine,* 1891.

— De l'influence des boissons sur la nutrition et dans le traitement de l'obésité. *Bull. et mém. Soc. méd. des hôp.*, III, 21-31.

— Traité de thérapeutique appliquée (F. 1, Paris 1895).

Roche (L.-Ch.). — Art. « Obésité ». *Dict. de méd. et de chirurg. prat.*, t. XII, p. 97, 1834.

Rochefoucauld (de la). — Maximes, Paris 1678.

Rotureau (A.). — Art. « Ydes ». *Dict. de Dechambre*, Paris, 1880.

Saint-Germain (de). — L'obésité et son traitement, *Tribune Méd.*, XIV, 121, 133, 145, Paris, 1882.

Schindler. — Traité curatif et préservatif de l'obésité et de ses suites aux eaux de Marienbad, trad. par Labat, Paris, 1869.

Schultz. — De obesitate, Ludg. Bat., 1752.

Sée (G.). — Des causes et du traitement physique de l'obésité. *Bul. ac. de méd.*, XIV, 1265, 1297, Paris, 1885.

Short. — On the causer and effects, prevention and cure corpulency, Lond. 1753.

Taylor (W.-S.). — Causer and treatment of obesity, Georgia M., Companion Atlanta, 1872.

Teillard (l'abbé). — Histoire ms. d'Auvergne, Bibl. de Clermont-Ferrand, n° 700.

Thiry. — Sur l'action des iodures dans le trait. de la polysarcie, *Bull. Soc. d. sc. m'd. et nat*, 63, 69, Bruxelles, 1862.

Trousseau et Darcel. — Trait. de l'obésité, *Journ. de méd. et de chirurg. prat., Revue de Thérap.*, juillet. p. 347, 1856.

Vacher. — De l'obésité et de son traitement, Paris, 1873.

Viault et Jolyet. — Physiologie, Paris, 1898.

Vogel (Julius. — L'obésité, ses causes, ses préservatifs, sa guérison, Leipsig. 1865 et Genève 1868.

Willm et Jacquot. — Les Eaux Minérales de France, Paris, 1894.

Worthington. — De l'obésité, Thèse de Paris, 1875.

Paris. — ROUSSET, éditeur, 85, rue Serpente.

ERRATUM

Page 64. Au lieu de : *chlorure de calcium.*
lisez : *chlorure de sodium.*

De Ribier